膝关节骨关节炎的自我保健

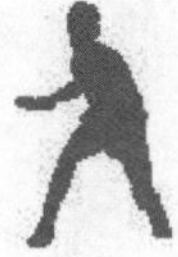

郑昱新　曹月龙　主编

科学出版社
北　京

内 容 简 介

本书分三篇，分别为基础知识篇、家庭保健篇和医院治疗篇。其中，基础知识篇介绍了膝关节骨关节炎的概述和发病情况、诊断、治疗原则，以及膝关节骨关节炎患者的体质和健康管理；家庭保健篇介绍了膝关节骨关节炎患者的饮食、锻炼方法、科学减肥方法、自我保健手法、心理健康和睡眠；医院治疗篇介绍了膝关节骨关节炎的药物治疗、膏药使用方法、辅助器具、注射治疗、常见误区、微创关节镜治疗、人工关节置换术治疗，以及对膝关节人工关节置换术患者常见问题进行了解答。

本书适合膝关节骨关节炎患者及其家属阅读，也可供临床医护人员参考使用。

图书在版编目（CIP）数据

膝关节骨关节炎的自我保健 / 郑昱新，曹月龙主编.
—北京：科学出版社，2019.6
ISBN 978-7-03-061410-0

Ⅰ.①膝… Ⅱ.①郑… ②曹… Ⅲ.①膝关节–关节炎–防治 Ⅳ.①R684.3

中国版本图书馆CIP数据核字（2019）第108868号

责任编辑：闵 捷 / 责任校对：谭宏宇
责任印制：黄晓鸣 / 封面设计：殷 靓

科学出版社 出版
北京东黄城根北街16号
邮政编码：100717
http://www.sciencep.com
南京展望文化发展有限公司排版
上海万卷印刷股份有限公司印刷
科学出版社发行 各地新华书店经销
*
2019年6月第 一 版 开本：A5（890×1240）
2019年6月第一次印刷 印张：3 7/8
字数：77 000

定价：25.00元

（如有印装质量问题，我社负责调换）

《膝关节骨关节炎的自我保健》编辑委员会

主　编　郑昱新　曹月龙

主　审　詹红生　上海中医药大学附属曙光医院骨伤科
上海中医药大学骨伤科研究所

编　委（按姓氏笔画排序）

王学宗　上海中医药大学附属曙光医院关节病科
孙　骏　上海中医药大学附属曙光医院骨科
杜　炯　上海中医药大学附属曙光医院关节病科
张　琥　上海中医药大学附属曙光医院关节病科
陈　羽　上海中医药大学附属曙光医院骨科
庞　坚　上海中医药大学骨伤科研究所
郑昱新　上海中医药大学附属曙光医院关节病科
段敬瑞　上海中医药大学附属曙光医院关节病科
顾新丰　上海中医药大学附属曙光医院关节病科
高宁阳　上海中医药大学附属曙光医院关节病科
谈绎文　上海中医药大学附属曙光医院关节病科
曹月龙　上海中医药大学骨伤科研究所

前 言

“健康是福”，这句话已成为近年来的流行语。这说明，健康已成为人民群众越来越关注的热点和焦点。有了健康，才有事业，才有未来，才有幸福；失去健康，就失去一切。健康不应以治病为本，因为治病花钱受罪，事倍功半，是下策；健康应以养生预防为本，省钱省力，事半功倍，是上策。

研究报道，组成健康的四大元素中：父母遗传占15%，社会与自然环境占17%，医疗条件占8%，生活方式占60%。世界卫生组织的研究报告也指出：人体1/3的疾病通过预防保健可以避免，1/3的疾病通过早期发现可以得到有效控制，还有1/3的疾病通过信息的有效沟通能够提高治疗效果。这些都有力地证明了健康教育的重要性。

健康教育不仅是将防治常见病、多发病的科学知识传授给大众，也要使不同的群体逐步了解和掌握如何养成健康的生活方式，如何减少和纠正不良的生活习惯，如何提高健康意识和自我保健能力，从而达到保障身体健康和提高生活质量的目的。健康生活不仅可以节约卫生资源，更重要的是提高全民健康水平，减少发病率，延长寿命，是“自己少受罪，儿女少受累，节省医药费，造福全社会”的好事。

我国已经进入老龄化社会，老年人口的绝对数量在世界上占第一位，而且老年人口数增长速度快，高龄人口（指80岁以上的人群）数的增长速度更快。老龄化社会的出现，是社会进步的标志，体现了人类衰老的延迟、寿命的延长、死亡率的下降。2018年统计数据显示，我国60岁以上的人口数超过2.4亿。

骨关节炎是中老年人的常见病，而骨关节炎中又以膝关节骨关节炎患者数量最多。骨关节疾病虽然不至于像癌症那样随时夺去人的生命，但是患上这种疾病，会给患者个人和家庭生活带来很大困扰：不仅要耗费大量金钱治疗疾病，而且患者还可能致残，降低其生活质量。随着老年人口数的不断增长，这些问题就变得更加严重和迫切。近年来，骨关节疾病的治疗和预防在国际上受到越来越多的重视。

笔者所在单位上海中医药大学附属曙光医院于2014年1月1日成立了关节病科，正是基于对这一急迫的社会健康问题的重视。

笔者在关节病科门诊诊治的患者中超过50%是膝关节骨关节炎，可见患者人数之庞大。虽然目前在报纸杂志和网络上有大量的科普文章，但是能做系统介绍的书籍很少，因而大部分患者对骨关节炎的预防保健知识仍然知之甚少，甚至不少患者对骨关节炎的认识存在很多误区。每次门诊时间笔者都要花费大量的时间和精力，不断地重复普及一些简单的科普知识。这也是笔者编写本书的原因之一。

一张处方、一次手术或许能挽救一个患者的生命，但惠及的也仅仅是一个人，而一篇优秀的科普文章可以让成千上万的人受益，由此可见，科普作品本身就是一剂“良药”。笔者希望，也相信本书的出版能给广大膝关节骨关节炎患者带来些许帮助。

本书内容简单易懂，图文并茂，主要针对患者常见的一些问题给予阐述和解答。由于本书的编写时间紧迫，难免有不足之处，也希望广大读者提出建议和意见，以便再版时修改更正。

对于本书编写过程中提供帮助的各位老师和同事，尤其是本书编委陈羽医生擅长绘画和美术，为本书增色不少，在此一并向他们表示衷心的感谢！

主编

2018年8月

目 录

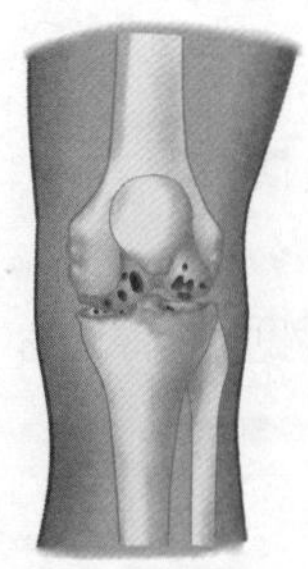
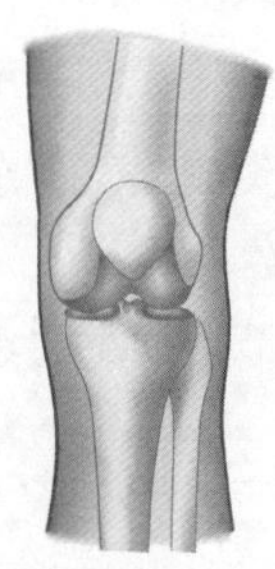

基础知识篇

家庭保健篇

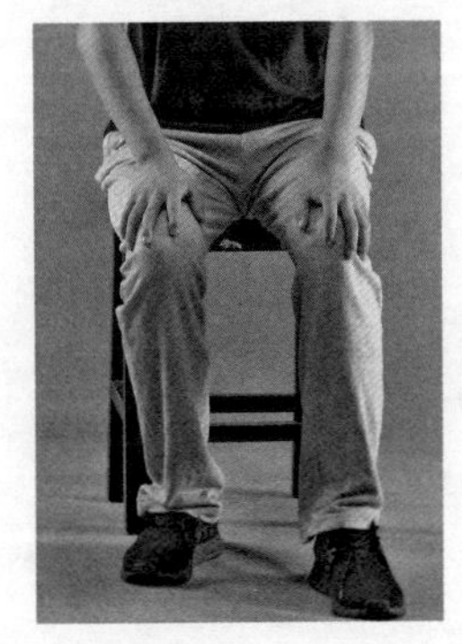

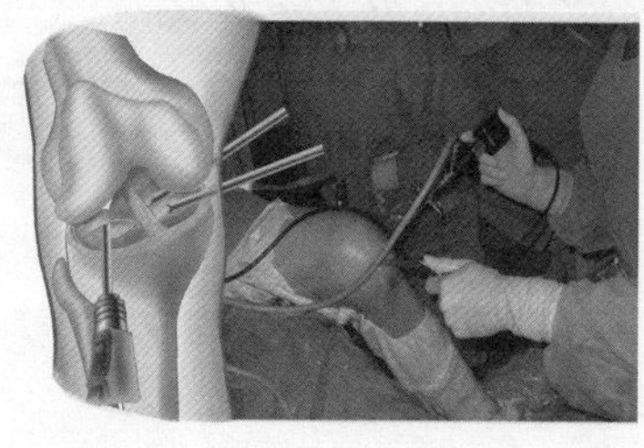

医院治疗篇

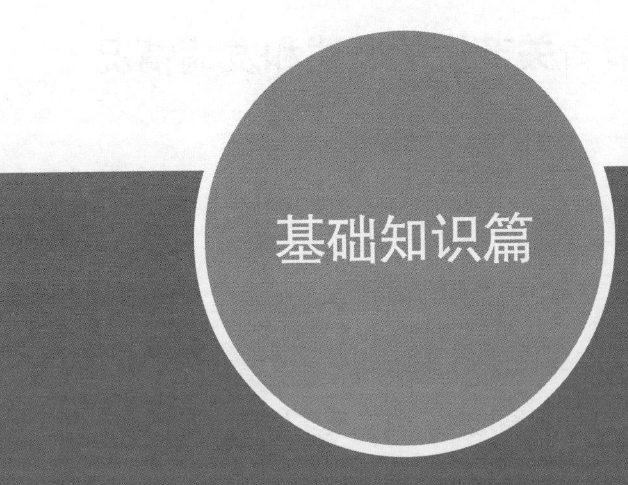

基础知识篇

现代社会，老年人正面临一个窘境：一边享受着越来越长的寿命，一边忍受着接踵而来的“老人病”。在众多的“老人病”中，骨关节炎是绕不开的一个。目前，我国约有1.2亿人患有骨关节炎，几乎每10人中就有1个。骨关节炎发病呈年轻化趋势，膝关节衰老从20岁就开始了。

人类直立行走以后，身体所有的重量从分布在四个关节转变为分布在两个膝关节。为了缓冲重量所带来的冲击，两个膝关节里都有一层弹性很好的软骨作为缓冲系统，类似于汽车的避震悬挂系统，汽车开久了避震系统会老化，我们的软骨也会随着年龄和承受冲击次数的增加而老化。对于人类来讲，身体的重量和外力的冲击造成的软骨老化从20岁就开始了，而年轻人软骨修复能力较强，40岁以后修复能力严重下降，膝关节开始出现明显的退化，有一部分人开始有膝关节骨关节炎的现象。

本篇里笔者将为大家介绍膝关节骨关节炎的发病情况、诊断、治疗原则、体质和健康管理知识。

•膝关节骨关节炎的概述和发病情况•

一、膝关节骨关节炎的概述

骨关节炎是一种慢性关节疾病，主要是关节软骨面的退行性变和继发性的骨质增生。它有很多俗称，如“骨质增生关节病”“老年退化性关节病”等，主要临床表现是关节疼痛和活动不灵活，X线片表现为关节间隙变窄；软骨下骨质致密，骨小梁断裂，有硬化和囊性变；关节边缘有唇样增生；疾病发展到后期可见骨端变形，关节面凹凸不平。不少骨关节炎患者会发生关节内软骨剥落，骨质碎裂进入关节，形成关节内游离体。骨关节炎又叫退行性关节炎，实际并非炎症，而是退行性变，属关节老化，特别是关节软骨的老化。骨关节炎代表着关节的衰老，故也称为老年性关节炎。

由于膝关节是骨关节炎最为好发的部位。本书就以膝关节骨关节炎为代表着重介绍。首先为大家介绍一下正常关节的构造和膝关节的解剖结构。

人类之所以能做出各种复杂的动作，主要是由关节和肌肉来完成的，因此关节对于人类的活动和生活来说非常重要。虽然人体各部位滑膜关节的形状和活动度各不相同，但它们

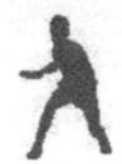

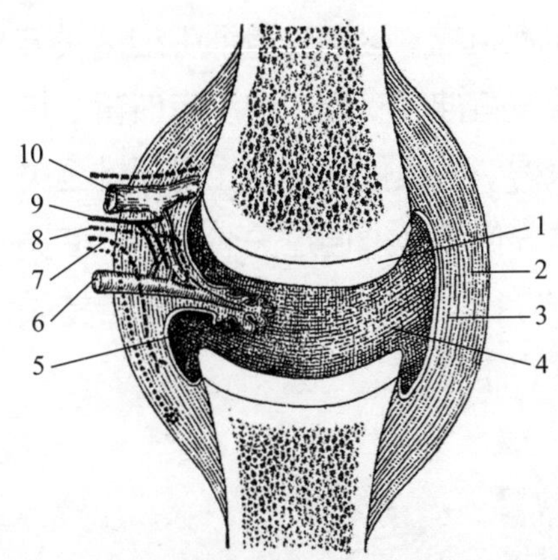

关节构造的模式图

1. 关节软骨 2. 关节囊的纤维层 3. 关节囊的滑膜层 4. 关节腔 5. 滑膜绒毛 6. 动脉 7. 发自关节囊的感觉神经纤维 8. 发自血管壁的感觉神经纤维 9. 交感神经节后神经纤维 10. 静脉

的基本结构都由关节面、关节囊和关节腔三部分组成。

❶关节面

每一个关节至少有两个骨面，相对的两个关节面是完全分离的，它们的形状相互适应，其中呈球形的凸面叫关节头，另一个呈凹形的构造叫关节窝。在这些骨面上，都覆盖着一层光滑而富有弹性的透明软骨，称为关节软骨，其厚薄因年龄及部位不同而异，一般为1～7毫米，平均为2～3毫米。关节软骨属于透明软骨，表面光滑，呈淡蓝色，有光泽，它由一种特殊的叫做致密结缔组织的胶原纤维构成其基本框架。这种框架呈半环形，类似拱形球门，其底端紧紧附着在下面的骨质上，上端朝向关节面，这种结构使关节软骨与骨头紧紧地结合而不会掉下来，同时当受到压力的时候，还可以有少许的变形，起到缓冲压力的作用。在这些纤维之间，散在分布着软骨细胞，软骨细胞由浅层向深层逐渐由扁平样至椭圆或圆形的细胞组成，这些软骨细胞维持关节软骨的正常代谢。关节软骨没有神经支配，也没有血管，其营养成分必须从关节液中获得，而其代谢废物也必须排至关节液中。关节软骨的这种营养代谢必须通过关节运动，使关节软骨不断地受到压力刺激才行，所以关节运动对于维持关节软骨的正常结构起着重要的作用。

关节软骨的主要功能是缓解压力。在压力作用下，软骨被压缩，解除压力，又可伸展，类似于弹性垫的效果，犹如铁轨和枕木之间的橡皮垫，可以保护软骨下的骨骼不受破坏，或者仅发生轻微的损伤。除此之外，关节软骨还有润滑作用，使骨端滑动。由于弹性作用，可迅速恢复原状，因此关节软骨的形状改变而体积不变。对于年轻人，这种弹性作用较强，缓冲效果亦佳。对于老年人，其纤维变性，弹性减弱，关节软骨的延伸能力也减弱，且恢复原状的能力也变得不如年轻人，再加上老年人关节液减少，关节软骨变得干燥，因此老年人的关节软骨易受损伤，容易发生退行性关节病。

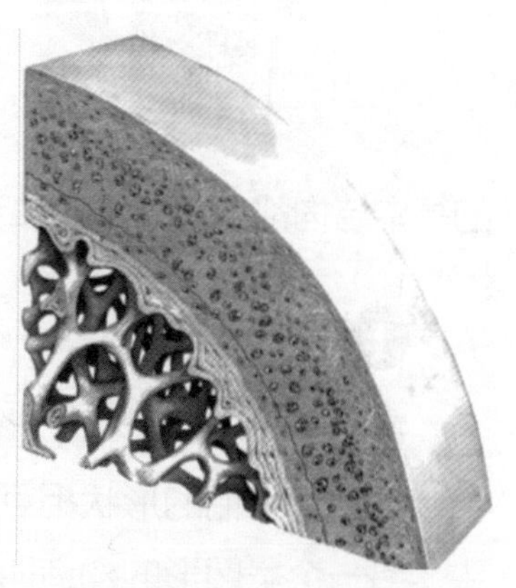
关节软骨及软骨下骨的构造

❷ 关节囊

在关节骨面的四周包裹着一层膜（使关节腔密闭），称

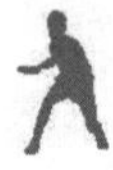

为关节囊。关节囊分内外两层，内层很薄，称滑膜层；外层则为厚而坚韧的纤维层。纤维囊含有平行和交叉的致密细胞纤维组织，与骨外膜有牢固的连接。在关节囊上可紧附韧带和肌腱，以加强其抗力。

滑膜是血管丰富的关节囊内膜，贴于非关节部分，覆盖于关节囊内的骨面上。滑膜呈粉红色，湿而滑润，有时可呈绒毛状，内含胶原性纤维。滑膜能分泌少量的黏液，叫滑液，这是一种清澈、无色或黄色黏稠、微呈碱性的液体，能滑润关节，减少运动时关节面之间的摩擦，并有营养关节软骨面的作用。

❸关节腔

关节腔为滑膜与关节面围成的腔隙，腔内含有少量滑液。腔内为负压，这对维持关节的稳固性有一定的作用。

滑膜关节都具有关节面、关节囊和关节腔三个组成部分，这是所有滑膜关节的共性。由于各关节的关节面形状不同，关节囊的松紧及韧带的强弱不同，使它们的结构有所差异，从而赋予了各个滑膜关节的个性。

膝关节除了具有上述骨关节的共性外，还有它特有的解剖结构，如图所示。

膝关节是由股骨内、外侧髁，胫骨内、外侧髁和髌骨连接构成。关节囊宽阔而松弛，周围及囊内有韧带加强。前方有髌韧带，外侧有腓（外）侧副韧带，内侧有胫（内）侧副韧带。关节腔股骨髁间凹内有前、后交叉韧带，有防止胫骨向前和向后移位的作用。内侧半月板较大，呈"C"

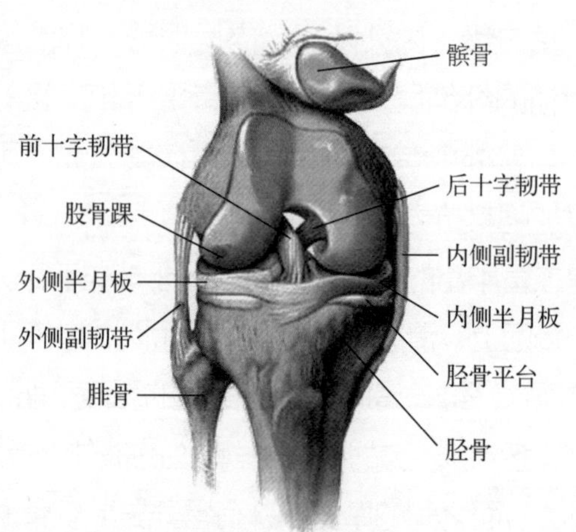

膝关节的构造

形，外侧半月板小，呈“O”形，如图所示。半月板可以增加膝关节软骨之间的接触面积，减少压力，并可吸收一部分由足底传来的撞击力量。膝关节主要进行屈、伸运动，但当膝关节处于半屈位时还可以做轻微的旋内和旋外运动。

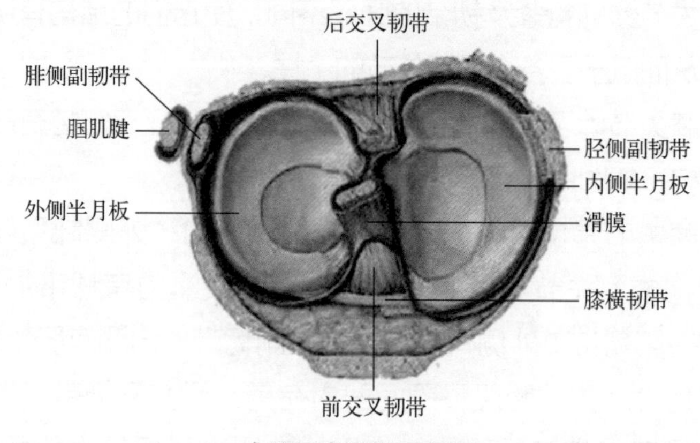

内外侧半月板示意图

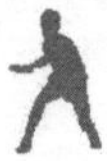

二、骨关节炎的发病因素、危险因素

骨关节炎确切病因仍不十分清楚，可能与年龄、性别、肥胖、创伤与劳损、过度运动或运动不足，以及遗传等因素有关。

❶ 年龄

骨关节炎的发病率随年龄增高而增高，高龄是骨关节炎最直接的危险因素，随着人体衰老，关节软骨细胞增殖和合成能力下降，造成软骨组织的合成和分解代谢失衡，进而引起关节软骨降解和缺失。近十年来，随着现代人活动频率和强度的增加，世界范围内骨关节炎发病率出现了一个新特点，即发病年龄逐步年轻化。

❷ 性别

女性发病率明显高于男性，绝经后妇女发病率更高，且年龄越大，女性发病率越是高于男性，这可能与女性在绝经后雌激素水平降低有关。

❸ 肥胖

研究调查发现体重指数（BMI，体重／身高^2）与膝关节骨关节炎首发症状的出现年龄有着显著的关系。BMI在20～30 kg/m^2（超重）的人群，膝关节骨关节炎首发症状出现的年龄比总体人群提早4.5年，BMI超过30 kg/m^2（肥胖）的人群，膝关节骨关节炎首发症状出现的年龄比总体人群提早约9.3年。通过减肥可显著降低膝关节骨关节炎风险，同时也可改善已患病者的临床症状。肥胖导致膝关节骨关节炎除了因为增加关节负重，加速磨损以外，肥胖者内分泌失调也是膝关节骨关节炎发病的重要病因。

❹ 创伤与劳损

美国约翰·霍普金斯大学Gelber的研究结果表明，对于年轻人来说，关节创伤明显增加了此类患者将来出现膝关节骨关节炎的风险。另外过度使用和劳损，即经常性重体力劳动和剧烈大强度的体育运动，即使没有显著外伤，也会明显增加膝关节骨关节炎的发病率。

❺ 过度运动或运动不足

对于身形过于瘦弱和不爱运动的人来说，由于肌肉力量不足，对关节支持协调能力较弱，继而引起骨质疏松，反而促使骨关节炎的发生。2017年发表在国际权威杂志——*Journal of Orthopaedic and Sport Physical Therapy*的研究报道显示，规律健身运动的人群中，膝关节骨关节炎发生率为3.5%，在久坐不动的人群中，膝关节骨关节炎发生率为10.2%，而在专业竞技跑步的运动员中，膝关节骨关节炎发生率为13.3%，由此可见过度运动或运动不足都是不可取的。

❻ 遗传

研究发现骨关节炎在白种人中最多见，有色人种略少于

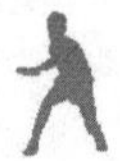

白种人。近年来有研究发现膝关节骨关节炎发病与软骨相关的基因突变有关。

三、膝关节骨关节炎的临床表现

膝关节骨关节炎的早期临床表现：以僵硬为主，劳累、受凉或轻微外伤会加重，肢体从一个位置转换到另一个位置时发生不同程度的困难，稍活动疼痛、僵硬能很快缓解，如早晨起床或久坐后起立时，出现僵硬、疼痛，症状明显，经过活动后关节症状减轻或消失。由于早期出现此症状不被重视，加上没有及时治疗，此症状会慢慢加重，每1～2年会急性发作一次，发作时关节轻微肿胀或有少量积液，有时关节活动时出现摩擦感，功能受到一定影响。

膝关节骨关节炎晚期主要临床表现：关节疼痛加重，夜间休息时能疼醒，疼痛为持续不断，直至关节变形、肿大，功能活动受到障碍，生活不能自理。

简言之，膝关节骨关节炎的临床表现就是疼痛、僵硬、肿胀、关节弹响、活动功能受限。

四、骨关节炎的发病情况

目前，骨关节炎的发病率仅次于冠心病。世界范围内估

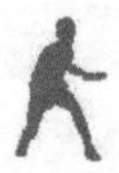

计40岁以下人群的发病率约为5%，而60～75岁人群的发病率可能高于50%，75岁以上人群发病率更是高达80%。随着老龄化的进程，该病的发生率正呈逐年上升趋势。

2006年完成的一项国家“十五”攻关计划课题——我国中老年骨关节炎状况研究结果证实，40岁以上人群原发性骨关节病患病率为46.3%，其中男性患病率为41.6%，女性患病率为50.4%；城市男性患病率低于农村男性，城市女性患病率高于农村女性；60岁人群比40岁人群的患病率高出1倍多。

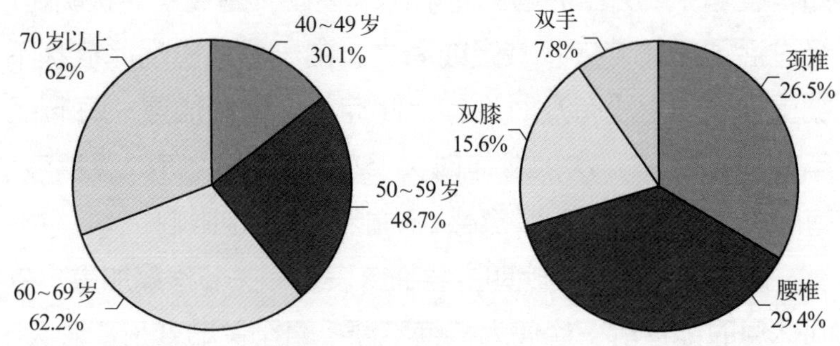

我国中老年骨关节炎状况

五、膝关节骨关节炎的危害

膝关节骨关节炎是一种严重影响患者生活质量的疾病，预计到2020年会成为第四大致残性疾病，给患者、家庭和社会造成巨大的经济负担。除了膝关节骨关节炎给患者带来关节局部的疼痛和功能障碍以外，还会增加心血管疾病的发生率，进而增加患者的死亡风险。有研究报道，症状性膝关节骨关节炎增加死亡率可高达1倍之多，因此应该引起社会尤其是骨关节炎患者的高度重视。

•如何诊断膝关节骨关节炎•

上文已经提到膝关节骨关节炎发病率很高，很多患者出现膝关节疼痛，就认为是骨关节炎，这可能会造成一些偏差，以下是专业的诊断标准和鉴别的方法，仅供读者参考。我们还是建议到医院关节科进行诊疗。

一、膝关节骨关节炎的诊断标准

根据中华医学会骨科学分会制定的《骨关节炎诊疗指南》（2018年版）的诊断标准，有膝关节疼痛的患者到医院检查一下，拍摄X线片，一般不难诊断是否为骨关节炎。

《骨关节炎诊疗指南》（2018年版）诊断标准

序　号	条　　件
1	近1个月内反复膝关节疼痛
2	X线片（站立或负重位）示关节间隙变窄、软骨下骨硬化和（或）囊性变、关节边缘骨赘形成
3	年龄≥50岁
4	晨僵≤30分钟
5	活动时有骨摩擦音（感）

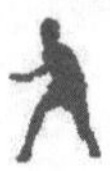

上表中符合1+（2、3、4、5条中任意2条），就可以诊断膝关节骨关节炎。

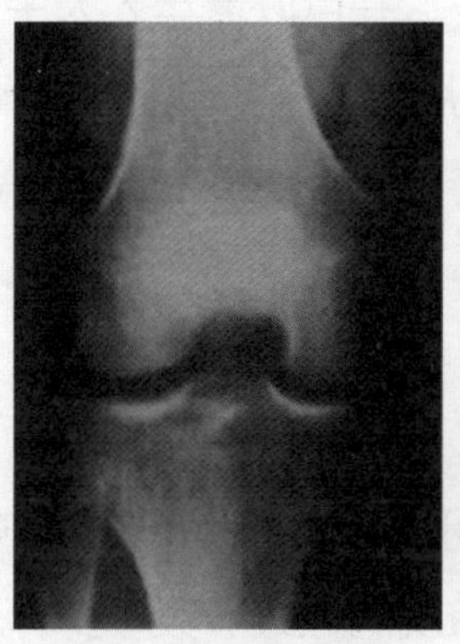

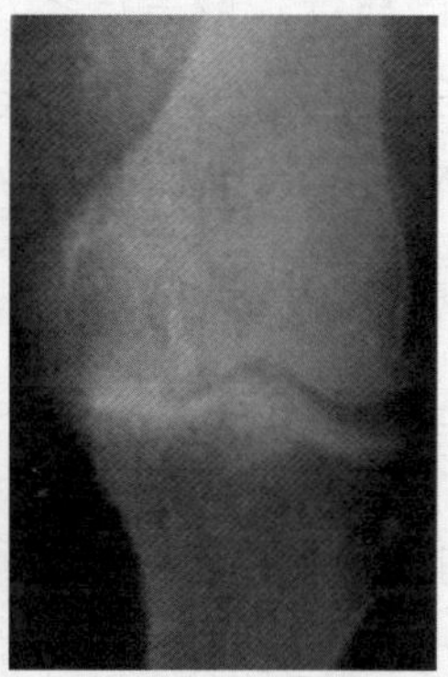

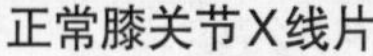

正常膝关节X线片　　骨关节炎的X线片

二、膝关节骨关节炎的鉴别诊断

与膝关节骨关节炎容易混淆的疾病，可通过以下内容进行鉴别诊断。

❶ 类风湿关节炎

发病年龄多为30～50岁，以多发性对称性四肢大小关节受累为主，而骨关节炎以远端指间关节较为常见。类风湿关节炎多伴有全身症状，大多数患者会有严重的晨僵表现，晨僵时间往往明显长于骨关节炎。另外，类风湿因子检测常为阳性，为与膝关节骨关节炎最重要的鉴别点之一。

❷ 强直性脊柱炎

强直性脊柱炎以男性多发，并且以青年人为主，以下腰痛为早期主要症状，并且X线片显示病变以骶骼关节炎为主，并且晚期可出现“竹关节”脊柱，90%的患者HLA-B_{27}为阳性，可与骨关节炎鉴别。

❸ 其他类型关节炎

如银屑病性关节炎，也可同时伴有远端指间关节损害，但伴有原发病的皮肤损害；血友病性关节炎，多伴有反复出血倾向、家族史等，可与骨关节炎进行鉴别。

• 膝关节骨关节炎的治疗原则 •

膝关节骨关节炎的治疗目的是减轻或消除疼痛，矫正畸形，改善或恢复关节功能，改善生活质量。

膝关节骨关节炎的总体治疗原则是非药物与药物治疗相结合，如果非手术治疗效果不好，必要时可以手术治疗。本文仅提供原则性的治疗方案和相关治疗方法的简要介绍，后续还有详细的内容。

一、非药物治疗

非药物治疗是药物治疗及手术治疗的基础。对于初次就诊且症状不重的膝关节骨关节炎患者，非药物治疗是首选的治疗方式，目的是减轻疼痛、改善功能，使患者能够很好地认识疾病的性质和预后。

❶ 患者教育

自我行为疗法（减少不合理的运动，适量活动，避免不良姿势，避免长时间跑、跳、蹲，减少或避免爬楼梯），减肥，有氧锻炼（如游泳、自行车等），关节功能训练（如膝关节在非负重位下屈伸活动，以保持关节最大活动度），肌力训练（如髋关节骨关节炎应注意外展肌群的训练）等。

❷ 物理治疗

主要增加局部血液循环、减轻炎症反应，包括热疗、水疗、超声波、针灸、按摩、牵引、经皮神经电刺激等。自我按摩或家人协助按摩是简易可行的方法。

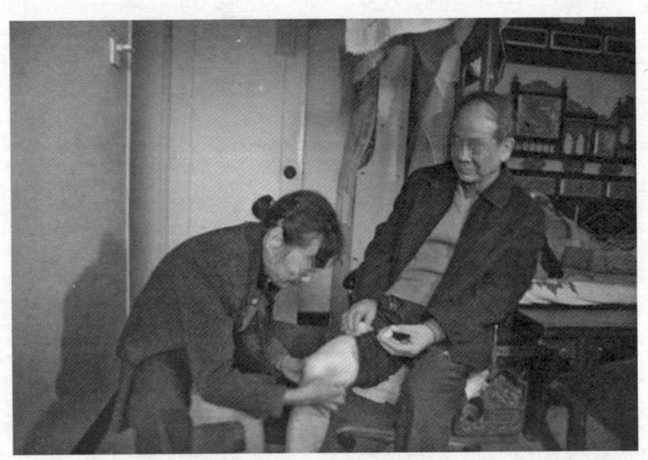

家人协助按摩

❸ 行动支持

主要减少受累关节负重，可采用手杖、拐杖、助行器等。

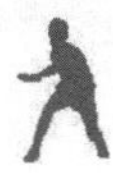

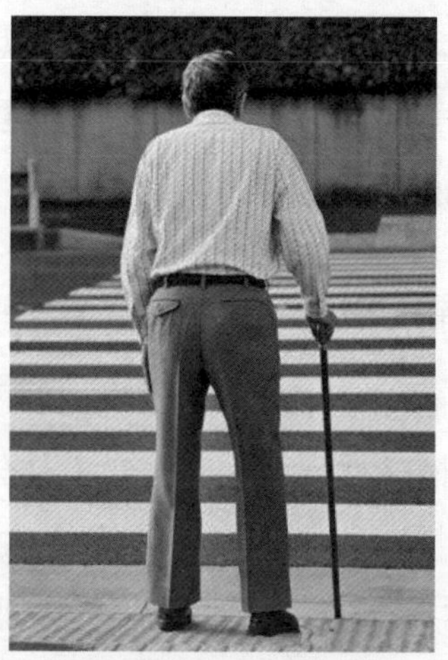

手杖可减少膝关节的负担

❹ 改变负重力线

根据骨关节炎所伴发的内翻或外翻畸形情况，采用相应的矫形支具或矫形鞋，以平衡各关节面的负荷。

二、药物治疗

如非药物治疗无效，可根据关节疼痛情况在医生指导下选择药物治疗。

❶ 局部药物

对于手和膝关节骨关节炎，在采用口服药前，建议首先选择局部药物治疗。局部药物治疗可使用非甾体抗炎药的乳胶剂、膏剂、贴剂。局部外用药可以有效缓解关节轻中度疼痛，且不良反应轻微。对于中重度疼痛可联合使用局部药物与口服非甾体抗炎药。

❷ 全身镇痛药物

依据给药途径，分为口服药物、针剂及栓剂。用药原则：① 用药前进行风险评估，关注潜在内科疾病风险；② 根据患者个体情况，剂量个体化；③ 尽量使用最低有效剂量，避免过量用药及同类药物重复或叠加使用；④ 用药3个月后，根据病情选择检查血常规、大便常规（包括大便隐血试验）、肝功能、肾功能。

❸ 关节腔注射

（1）透明质酸钠：如口服药物治疗效果不显著，可联合关节腔注射透明质酸钠类黏弹性补充剂，注射前抽吸关节液。

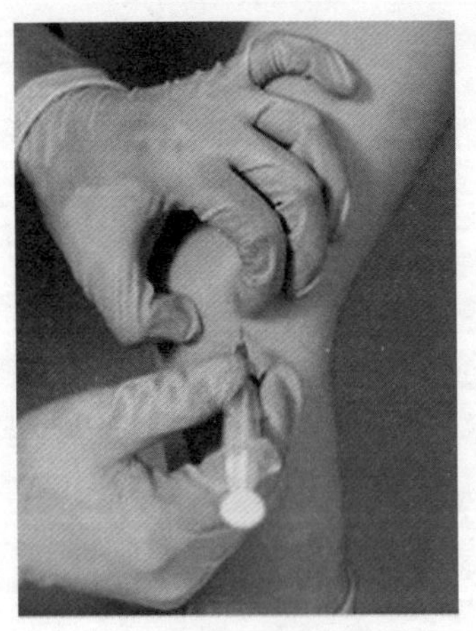

关节腔注射

（2）糖皮质激素：对非甾体抗炎药治疗4～6周无效的严重骨关节炎或不能耐受非甾体抗炎药治疗、持续疼痛、炎症明显者，可行关节腔内注射糖皮质激素。但若长期使用，可加剧关节软骨损害，加重症状。因此，不主张随意选用关节腔内注射糖皮质

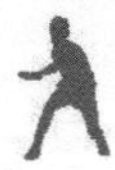

质激素，更反对多次反复使用，一般每年最多不超过4次。

❹ 改善病情类药物及软骨保护剂

包括双醋瑞因、氨基葡萄糖、多西环素等。此类药物在一定程度上可延缓病程、改善患者症状。双醋瑞因具有结构调节作用。

❺ 中药

中医学认为骨关节炎发病以肝肾亏虚为内因，风寒湿邪侵袭及劳损为外因，瘀血及痰湿为病理产物。肝肾亏虚或气血不足，抵御无力，风寒湿邪乘虚而入，留于关节，痹而不通。或劳力伤损，气滞血瘀，络脉痹阻，关节失于濡养而发病。目前治疗主要从补肾、活血、祛痰三个方面着手，动物实验表明补肾活血中药能延缓骨关节炎的组织学改变进程，抑制骨关节炎的发生发展。中药治疗可归纳为辨证分型、专方治疗和分期治疗。

三、中医综合治疗

目前的研究表明，骨关节炎不仅仅是一个关节病，同时会累及肌肉、韧带、软骨、骨等全部关节组织，也称为“全关节疾病”。前面提到的单一疗法作用靶点相对局限，实践证明中医综合疗法具有显著的临床疗效，明显优于单一治疗方法。

骨关节炎患者的症状表现，大致有三种：① 关节疼痛；② 关节僵硬；③ 关节活动不利。绝大多数患者的症状是以上三种症状的组合表现。针对关节疼痛的临床表现，可采用针灸为主的治疗方法；针对关节僵硬的表现，主要采用外用中药膏的方法；对关节活动不利的患者，则多采用手法治疗为主。因此，中医综合疗法是根据每位患者的不同临床表现，而采取相应的综合治疗措施（包括中药、针灸与手法治疗）。除症状表现特点之外，在这个综合治疗措施中，医生可以根据每位患者不同的体质与中医证候，采取相应的中药处方，即所谓"辨证论治"，在更大程度上延缓关节退变，提高关节功能。

四、外科治疗

骨关节炎外科治疗一般是因为药物治疗后效果不理想，其目的在于：① 进一步协助诊断；② 减轻或消除疼痛；③ 防止或矫正畸形；④ 防止关节破坏进一步加重；⑤ 改善关节功能；⑥ 综合治疗的一部分。

骨关节炎外科治疗的方法主要有游离体摘除术、关节清理术、截骨术、关节融合术、关节成形术（人工关节置换术）等。

外科治疗的途径主要有通过关节镜（窥镜）和开放手术。

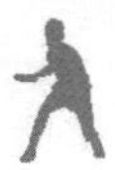

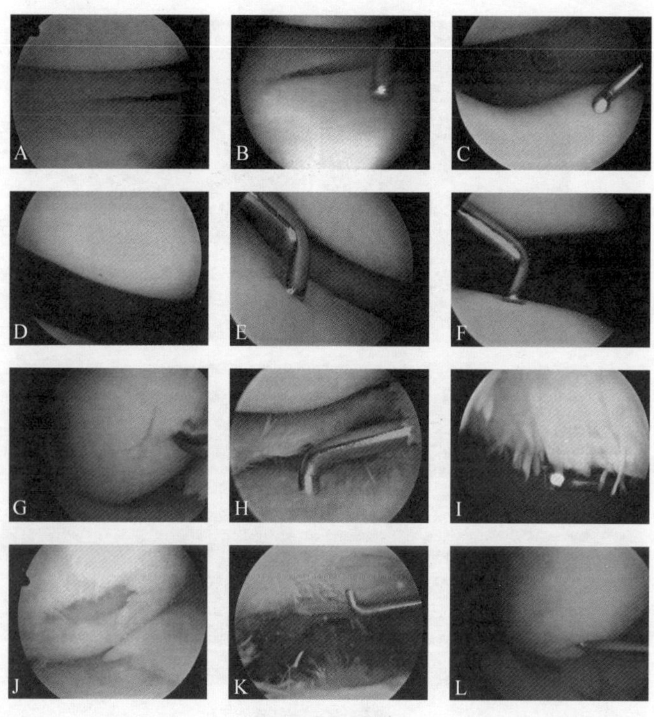

关节镜下的表现

上方两排是正常膝关节内的表现，下方两排关节软骨明显病变（剥脱、皲裂、毛刷样改变）

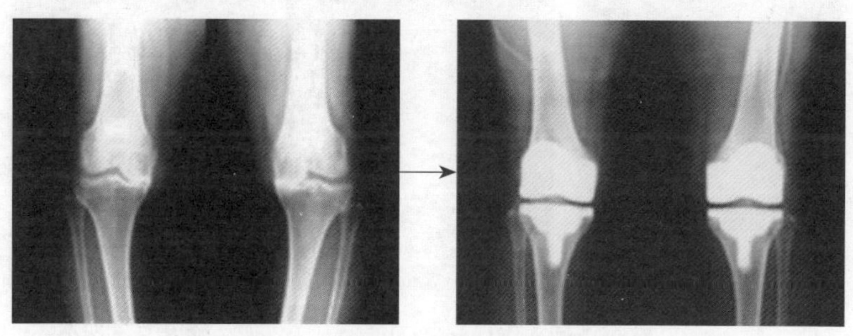

人工膝关节置换前后的X线片比较

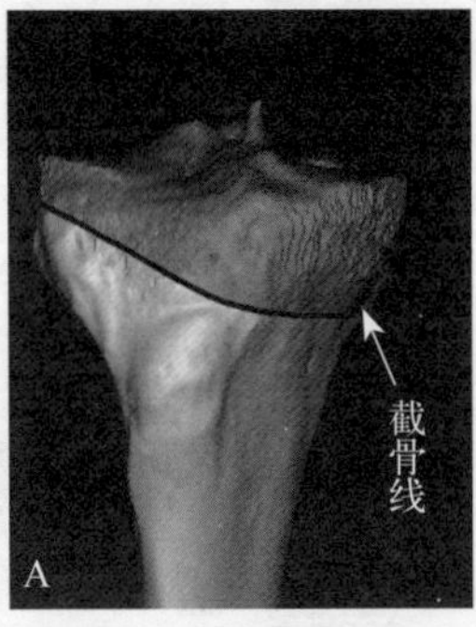

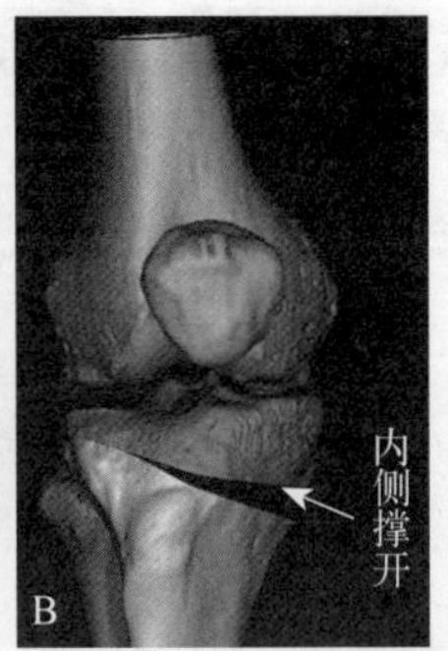

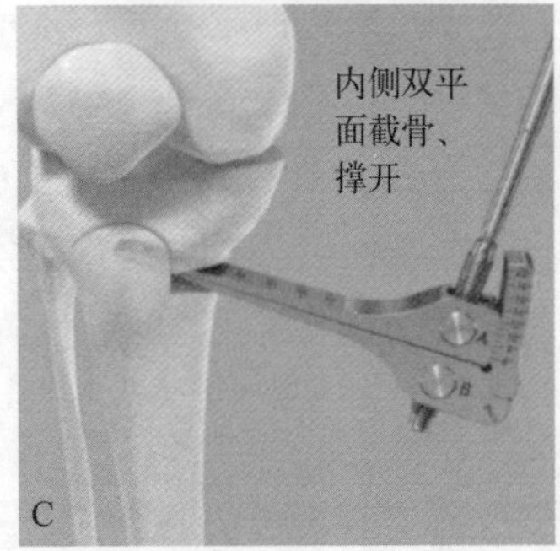

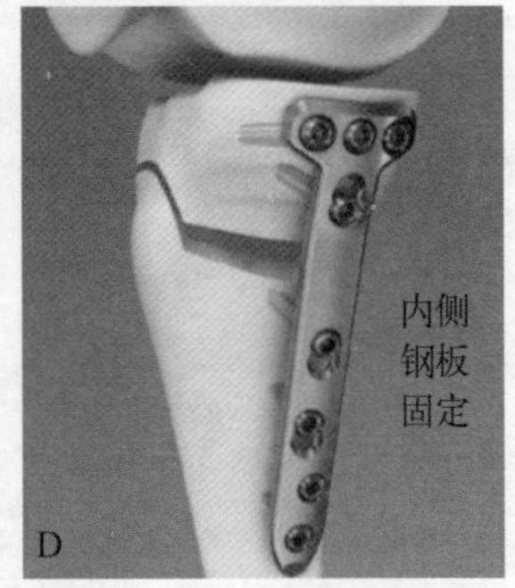

截骨术示意图

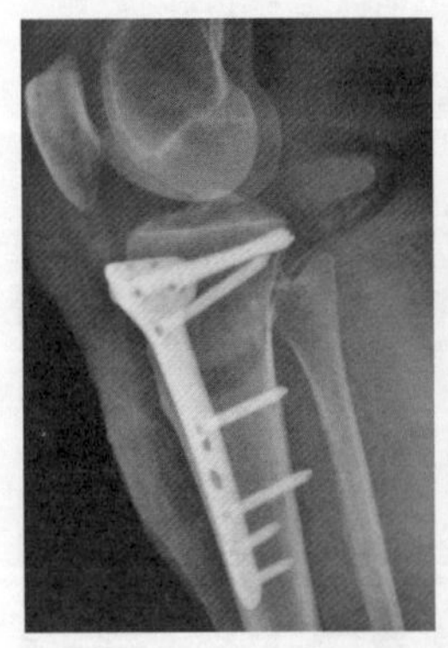

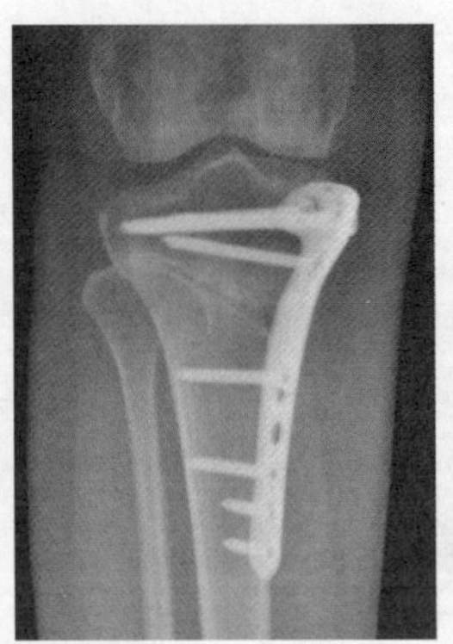

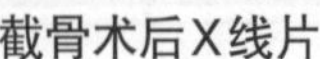
截骨术后X线片

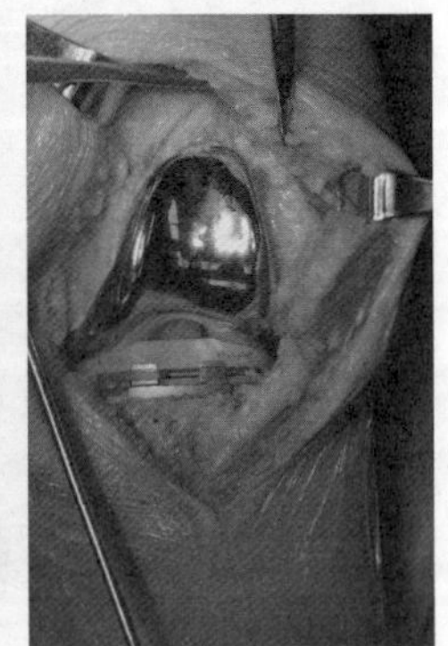

膝关节置换术

•膝关节骨关节炎患者的体质•

体质是人类生命活动的一种重要表现形式，是指人体生命过程中，在先天禀赋和后天获得的基础上所形成的形态结构、生理功能和心理状态方面综合的、相对稳定的固有特质，是人类在生长、发育过程中所形成的与自然、社会环境相适应的人体个性特征。中医对体质的论述始于西汉时期的《黄帝内经》。对自己体质有一个基本把握和认识，对于膝关节骨关节炎患者的治疗和养生保健有一定指导意义。

怎么判断自己的体质呢？由于体质是一门系统学问，在中医辨证开方时，也会参考人的体质因素，这里仅介绍一些基本和简要知识，方便大家参考和判断。

寒冷体质的人，产热能量低，所以手足经常冰冷，脸色比一般人苍白，容易出汗，大便稀，小便清白，肤色淡，口淡无味，很少口渴，即使喝水也喜欢喝热饮；炎炎夏日大多数人喜欢开空调，而寒冷体质的人进入温度稍低的空调房间也会觉得不适，需要喝杯热茶或加件外套才会舒服。

在骨关节炎的患者群中，寒冷体质的人较为多见，特别是当外界温度变化时，这类人的关节也常常出现不适症状，一到冬天则受寒冷环境之影响关节疼痛更剧。

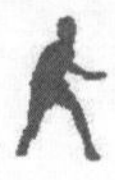

温热体质的人，产热能量增加，身体较有热感，脸色红赤，容易口渴舌燥，喜欢喝冷饮，小便色黄赤而量少，进入冷气房就倍感舒适。

部分骨关节炎患者属于温热体质，容易出现急性滑膜症状，即关节局部红肿热痛，患者往往起病急、症状重。

另外，体质还有虚实之分。"体质虚"是生命活动力衰退所造成，人的精神比较萎靡。"体质实"则容易发热、腹胀、烦躁、呼吸气粗，容易便秘。除了以上分类外，体质还有寒热虚实交杂的区分，约略可分"寒与偏寒""热与偏热"。

通过了解体质，日常生活中注意从饮食、药物、锻炼、生活方式等方面进行调理，可以减少骨关节炎的发病概率，即便发病也可以配合其他治疗减轻症状，促进康复。

·膝关节骨关节炎患者的健康管理·

膝关节骨关节炎会导致关节疼痛、积液、功能障碍，危及中老年人的身体健康和加重社会负担，因此，膝关节骨关节炎如其他慢性疾病一样需长期管理。

健康管理的核心内容是变被动的疾病治疗为主动，宗旨是调动个人及集体的积极性。它原是医疗保险机构通过对其客户开展系统的健康信息采集、健康检测、健康评估、健康干预等手段，达到有效控制疾病的发生或发展，降低医疗费用，以提高生命质量为目的，让患者或高危人群学会一套自我管理和日常保健的方法，改变不合理的饮食习惯和不良的生活方式，减少用药量及费用，降低慢性病风险因素。

20世纪70年代，美国斯坦福大学Lorig教授等形成一套早期健康管理项目，研究发现参加试验的患者体力得到了增强，对疼痛的认知及控制得到了提高，且患者在4年后疼痛减轻明显，看医生的次数也减少。此后，很多国家开始研究膝关节骨关节炎患者健康管理模式，有人专门为膝关节骨关节炎患者设计了一套健康管理模式，包括运动方式、用药合理、饮食健康、症状管理及与他人的合作交流。

患者或高危人群应重视膝关节骨关节炎健康教育，了解危险因素、预防方法，以及避免复发方法，走出认识误区。例如，首先，膝关节骨关节炎患者应避免长时间的运动及下蹲；其次，体重超重者、肥胖人士会加重膝关节磨损；再者，膝关节骨关节炎的锻炼方法为伸展力量运动。疼痛作为膝关节骨关节炎的常见症状，是发病的预警。积液、僵硬、功能障碍常伴随疾病，这些症状的出现，需要药物治疗结合自我健康管理一并进行，让每个人成为自己健康的“第一责任人”，同时，养成经常翻阅健康手册、观看健康教育视频、及时寻求医师的指导的习惯。

患者应该重视有氧运动。有意识的肌力训练、有氧运动，能有效改善膝关节骨关节炎患者的症状，可长期维持及减少复发。众多研究发现，患者进行一定时间的散步、瑜伽、太极等有氧运动，可以阻止关节软骨退化，生活质量有一定的提升，但是运动的益处很容易被人忽略。此外，关节用得太“狠”，容易导致机械磨损，破坏软骨。

患者需要加强“膝关节骨关节炎为慢性疾病，需长期治疗”的观念。药物，如双醋瑞因、氨基葡萄糖等能够起到保护软骨的作用，应该在患病初期及时服用。针灸、按摩及导引功法可以明显减轻患者疼痛及改善膝关节功能，可联合应用。

患者要重视饮食及营养健康，养足“骨气”。膝关节骨关节炎的发生通常与肌肉力量不足、关节磨损、骨骼脆弱有着密切的联系，可多补充钙、胶原蛋白及氨基葡萄糖等对骨骼、肌肉及关节软骨有益的营养素。同时，摄入更多低能量

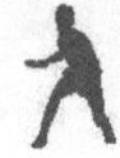

密度的饮食，如水果和蔬菜。

患者要保持合作与交流。患病后积极、豁达地配合医生治疗，与家庭保持沟通，与病友保持互动，再力所能及地工作。健康管理的防治结合需要靠大家相互帮助与配合才能完成。

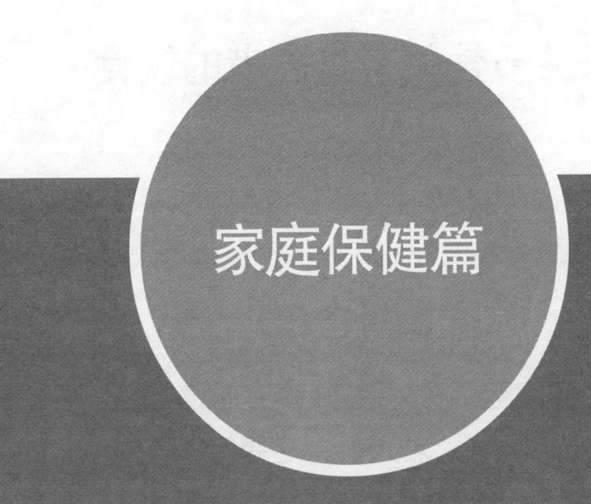

家庭保健篇

膝关节骨关节炎作为常见慢性病的一种，其发生、发展与患者日常生活习惯有着密切关系，所以其预防、治疗和康复除了需要由专业的医务人员进行诊治，更需要患者和家庭成员在疾病的不同阶段一起来参与。

作为家庭的一分子，关注家庭生活的健康管理，每个人都有责任。每一个日常细节，都不能忽视健康的生活方式，包括饮食习惯、作息规律、运动锻炼等。

本篇着重就膝关节骨关节炎患者的饮食、走路姿势、锻炼、科学减肥、自我保健手法、心理和睡眠等方面做了比较详尽的介绍，患者和家庭成员可据此进行自我保健，但要特别提醒，如果出现病情变化应及时到专科医生处就诊，接受专业的指导。

• 膝关节骨关节炎患者的饮食 •

膝关节骨关节炎是一种退行性的关节疾病，该疾病的发生机制非常复杂，在已经明确的发病因素中，关节的负荷过大是一个重要的危险因子。另外有研究报道，肥胖不仅是下肢负重关节发生骨关节炎的病因，也是手部骨关节炎的重要危险因素，这可能与肥胖引起的内分泌代谢异常有关。很多研究证实，减肥可以控制膝关节骨关节炎患者的病情发展，并可以显著改善关节疼痛的症状。控制体重落实到饮食中就需要控制总热量的摄入，尤其是高脂、高热量食物的摄入，以免体重失控，从而加重病情。

现在是一个网络资讯高度发达的时代，许多网站都提供了在线热量摄入计算工具，如通过互联网检索"热量计算器"，便可搜索到在线计算工具，能简便地计算热量摄入与消耗。

很多膝关节骨关节炎患者会问："具体有哪些食物对于膝关节骨关节炎患者是有益的，而又有哪些食物是不适合的呢？"在这一点上，东西方的认识有一些不同。在东方，特别是中国，养生专家认为食药同源，需要根据病情来选择有针对性的食物；在西方，一般认为食物在骨关节炎的治疗上

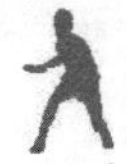

无明显作用。以下就给大家做一个简单的介绍。

2017年的一项大样本队列研究显示，高纤维的食物有助于减轻体重与缓解炎症，从而可能缓解膝关节骨关节炎患者的症状。高纤维食物是指富含膳食纤维的食物。膳食纤维是指一部分并不被人体消化的糖类物质，是人体必需的生理成分。自然界中有千种以上的膳食纤维，不同来源的膳食纤维，因其化学组成的差异很大，生理效应差异也很大。膳食纤维的共同特点是不能被小肠酶分解利用，具有较低热量值，而且在肠道菌的作用下发酵可产生短链脂肪酸，促进益生菌生成，发挥有益的作用。

海藻类食物富含水溶性膳食纤维；全谷类、全麦类，包括燕麦和一些豆类，水溶性膳食纤维含量比较高，而且多在麸皮里面；菌菇类的膳食纤维含量也比较高，如香菇泡水之后摸起来黏黏滑滑的感觉，就是源于膳食纤维；植物根茎类，也就是蔬菜根或者茎，蔬果类，也就是叶菜类和水果类食物，膳食纤维含量也比较高。

此外，有研究显示以下食物对于骨关节炎患者也可能有所帮助。

大豆制品：豆浆、豆腐和豆腐干等大豆制品通常富含大豆异黄酮、维生素E和钙，除了能保护心血管外，其强健骨骼的作用也可以跟牛奶相媲美。美国俄克拉荷马州学者的研究显示，每天服用大豆蛋白质，3个月后人们的膝盖痛会得到改善。不少亚洲人都有乳糖不耐症，因此，豆浆就当之无愧地成了牛奶的最佳替代品。

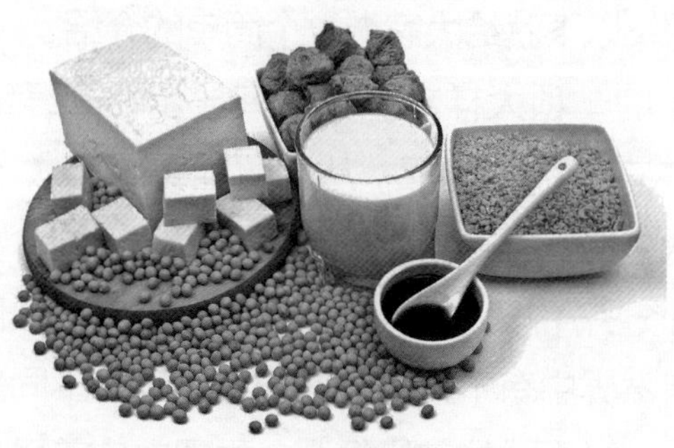

大豆制品

生姜：最新研究发现，对于骨关节炎患者，高纯度的生姜提取物可改善其膝关节疼痛症状。

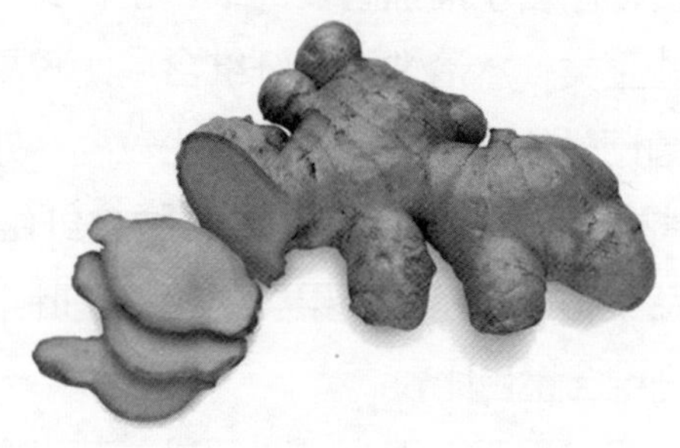

生姜

贝类：常见的牡蛎、贻贝、蛤、蛏等都属此类。现存贝类1.1万种左右，其中80%生活于海洋中。贝类的营养特点是高蛋白、高微量元素、高铁、高钙和少脂肪。新近研究表明，每天散步2次、吃1次贝类，有助于减轻骨关节炎疼痛和僵硬症状。

绿茶：这种温和的收敛性茶含有非常丰富的抗氧化

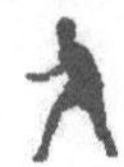

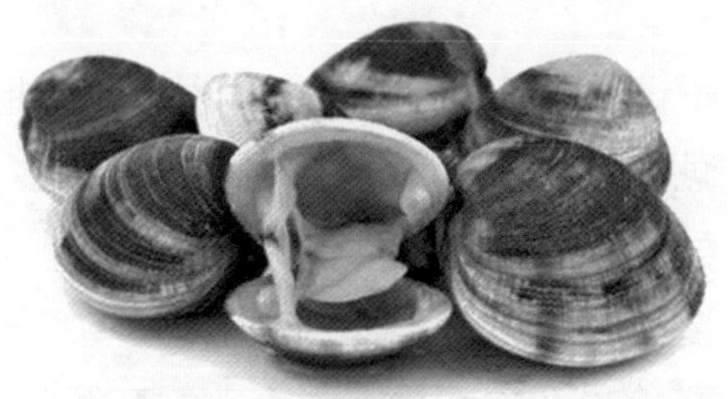

贝壳

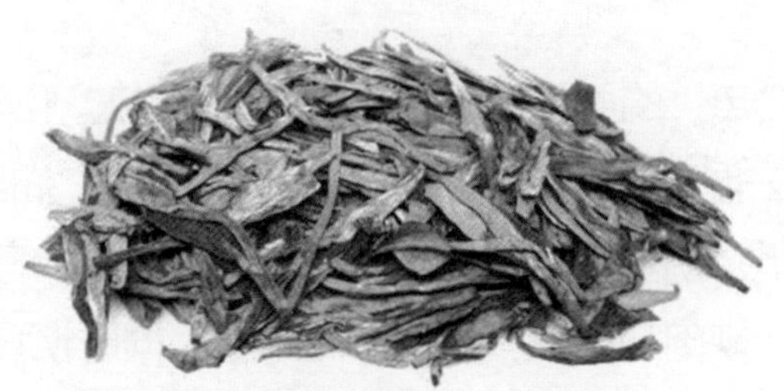

绿茶

剂——茶多酚。在一项研究中，科学家诱导小鼠罹患骨关节炎之后再给予绿茶治疗，结果显示，绿茶可以使关节疼痛的发生比例减少50%。有专家提醒，冲绿茶时，时间过短，有益物质无法充分溶出；时间太长，茶则容易变苦。因此，冲泡3～5分钟最为适宜。一些科学家还指出，袋泡茶可能比普通茶效果更好，因为茶叶被磨碎后，更有利于营养物质的溶出。

在我国，中医学认为骨关节炎属于“痹”证的范畴，而痹证的发生，主要由风、寒、湿之邪乘虚侵袭人体，闭阻经络，引起气血运行不畅，或病久痰浊瘀血，阻于经髓，深入关节筋脉。

痹证的辨证非常复杂，必须由中医医师来指导用药治疗。对于普通患者来说，可以大致分为“寒”“热”两类。属于“热”的类型，可见关节疼痛，局部灼热红肿，得冷稍舒，痛不可触，多兼有发热、恶风、口渴、烦闷不安等全身症状；属于“寒”的类型，可见肢体关节疼痛较剧，痛有定处，得热痛减，遇寒痛增，关节不可屈伸，局部皮肤不红，触之不热。

属于“热”的类型者，饮食原则宜清热、化湿、活血。常用凉性去湿兼活血之食品，如莲藕、冬瓜、油菜、菠菜、茄子、丝瓜、胡萝卜、薏苡仁、绿豆、赤小豆、乌骨鸡、兔肉、鸭肉、蚬肉、海带、草鱼、泥鳅等；同时慎食温燥伤阴食物，如生姜、大蒜、辣椒、花椒、八角、桂皮、洋葱、荔枝、羊肉、猪肝、猪肚等。而属于“寒”的类型者，可以适当食用生姜、辣椒、胡椒等热性食物，同时应当慎食生果蔬、柿子、西瓜、马兰头、螃蟹、海带等生冷性凉的食物。

以上食物的烹饪，一般不采取炸、烤、熬、爆等烹调方法，以免破坏有效成分，或使其性质发生改变而失去治疗作用。应该采取蒸、炖、煮、煲汤、酒浸、泡等方法。烹饪的目的在于既使其味美可口，又使其保持药性。

除了以上食物，很多人还喜欢吃水果，水果也分寒和热。不同类型的骨关节炎和不同体质的骨关节炎患者可选择不同的水果。

温热类水果，指的是热量高、糖分高的水果。吃下去后容易上火，身体能量增加，就比较“热”。温热类水果有枣、栗、桃、杏、龙眼、荔枝、樱桃、石榴、菠萝等。

寒凉类水果有柑、橘、菱、香蕉、雪梨、柿子、百合、西瓜等。

平和类水果有葡萄、木瓜、橄榄、李子、梅、枇杷、山楂、苹果等。这些水果适宜于各种体质的人。

另外，特别要提到许多中医师推荐薏苡仁用于骨关节炎的食疗。薏苡仁又名米仁、薏米、药王米、薏仁、苡米、苡仁等。薏苡仁的营养价值很高，被誉之为“世界禾本科之王”。薏苡仁含有多种维生素，尤其是维生素B_1含量较高，每100克含有33微克。薏苡仁可用作煮粥、作汤，既能充饥，又有滋补作用。

据《本草纲目》《本草经疏》等著作记载：薏苡，味甘淡，气微凉，性微降而渗，故能去湿利水，以其质湿，故能利关节，除脚气，治痿弱拘挛湿痹，消水肿疼痛。研究显示薏苡仁素有解热镇痛之功效。薏苡仁的叶，可以煎茶饮用，既清香，味也醇美。以薏苡仁粥为例，其源于《本草纲目》：薏苡仁研为粗末，与粳苡仁等分。加水煮成稀粥即可。薏苡仁对不同类型的骨关节炎均有作用，尤其对于关节肿胀的患者，效果尤其显著。

•膝关节骨关节炎患者的锻炼方法•

很多膝关节骨关节炎患者会问这样的问题：我要不要锻炼？如何锻炼？

有人认为，骨关节炎是一种长期磨损、退化性疾病，因此，得了骨关节炎后应当尽量少锻炼，甚至连走路也不敢多走，特别是关节疼痛的患者，就更不敢，也不愿意活动了。另外也有人认为骨关节炎是由于锻炼少、关节不灵便造成的，所以要多爬山、多跑步、多锻炼。其实这两种说法都是不对的。

众多的研究证实，锻炼能有效治疗骨关节炎，而且费用低廉，几乎没有不良反应。美国、加拿大、澳大利亚等国家及欧洲国家已制定发布了20余个关于骨关节炎锻炼的指南。国际上比较权威的相关学术研究组织——国际骨关节炎研究协会发布指南，强烈建议膝关节骨关节炎患者应该坚持进行规律性的有氧锻炼，以及肌肉力量和关节活动度锻炼；英国国家卫生与临床优化研究所的指南也认为，骨关节炎患者，无论年龄、并发症、疼痛严重程度还是功能障碍程度，均应将锻炼作为其核心治疗方法。

笔者的临床经验提示，除了骨关节炎急性期、关节肿胀的患者需要限制活动外，骨关节炎患者应积极地、适量

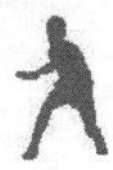

地进行锻炼。适当锻炼不仅能防止肌肉萎缩、延缓关节退变的进展，更重要的是对“三高”（高血压、高血脂、高血糖）及心、脑血管疾病等老年病均具有防治作用。这里所谓的适当锻炼，是指关节的锻炼要恰到好处，适可而止。这不仅仅是量的问题，还有方式和类型的讲究。

骨关节炎患者既要避免高强度的负重锻炼，又要有一定的活动量。那么哪些锻炼方式对骨关节炎是正确的？哪些又是错误的呢？

一、正确的锻炼方式

❶ 关节活动

每天都要进行膝关节伸屈的活动锻炼，并且要努力使关节活动到最大极限，这是非常重要的。很多人认为，日常的家务或活动就已使关节活动锻炼了，其实并不能取代。当然，如果有关节明显的疼痛、肿胀，就需要在疼痛能够忍受的范围内，轻柔、适度锻炼。

❷ 关节周围肌力锻炼

膝关节周围主要的肌肉包括：股四头肌、股三头肌、腘绳肌、小腿三头肌等。具体的锻炼方法如下：

（1）仰卧直腿抬高：仰卧床上，患腿向上抬15°左右，初做可以保持1～3分钟，连续一段时间后，可以逐渐增加下肢在空中停顿的时间，每天2～3次。此方法主要是锻炼腿部肌力，增强大腿部的肌肉力量，延长股四头肌收缩持续时间，但又不会使关节软骨受到更多的损伤，以大腿前方肌肉微微发酸即可。

（2）高位马步：两膝、髋均稍弯曲（10°～30°），以膝关

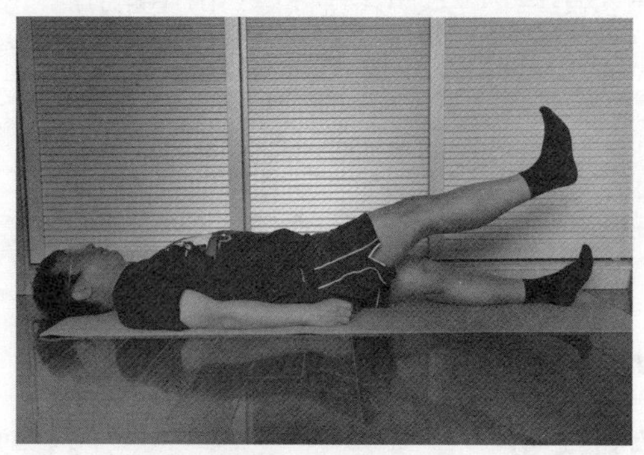

仰卧抬腿（直腿抬高）

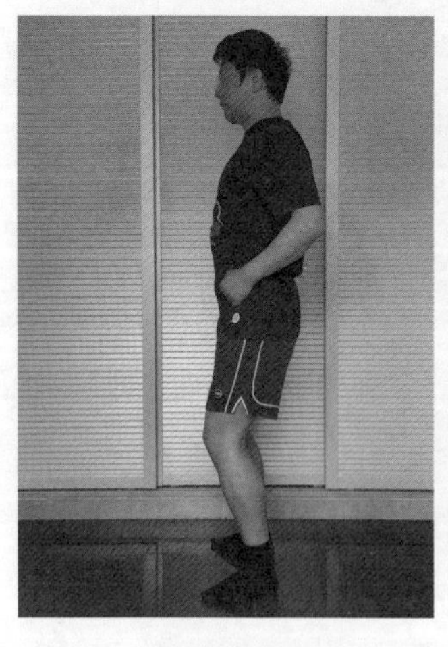

高位马步

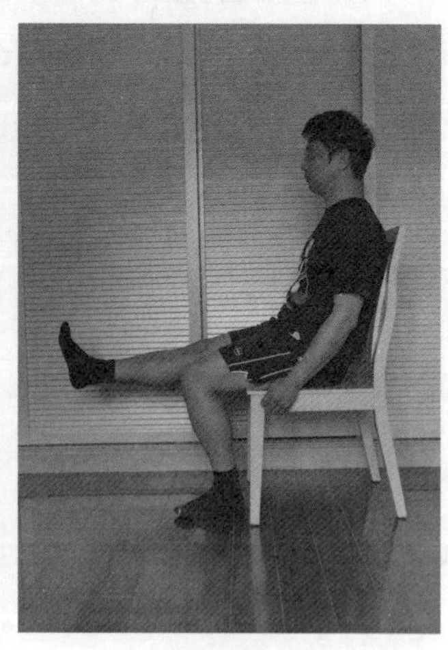

坐位伸膝

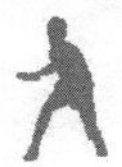

节不痛为宜。静蹲不动，两手握拳置于腰部，目视前方，开始坚持几分钟，后可逐渐增加时间。一般达到每次10分钟左右即可，每天2～3次。

（3）坐位伸膝：坐在椅子上，屈髋屈膝各90°，将双足平放在地上，然后逐渐将右（左）膝伸直，并保持直腿姿势5～10秒，再慢慢放下，双腿交替进行，重复10次，每天1～2组。

（4）仰卧屈膝：仰卧位，将一侧膝关节逐渐屈膝，尽量贴近腹部，并保持屈膝姿势5～10秒，再逐渐伸直膝关节，缓慢放下，双膝交替进行，重复10次，每天1～2组。

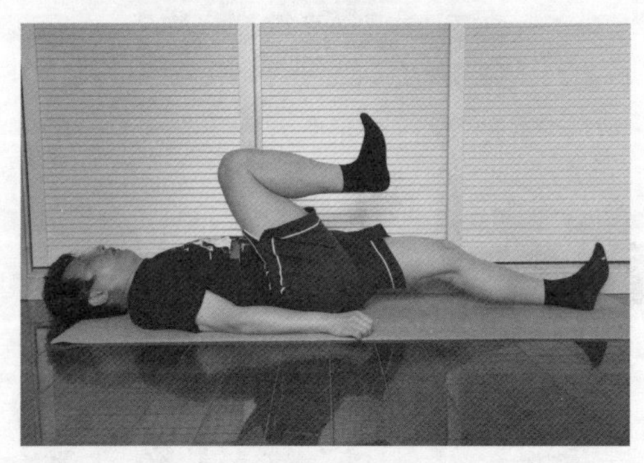

仰卧屈膝

（5）双足争力：坐在椅子上，双足跟前后交叉，后腿向前伸，前腿后压，相互用力抵抗坚持10秒，双腿交替重复20遍。

（6）内收外放：坐在椅子上，双手掌背相对放在两腿之间，双腿内收夹紧，双手外展，持续对抗10秒；再将双手掌心相对放在大腿外侧，双腿外展，双手内收持续对抗10秒，重复20遍。

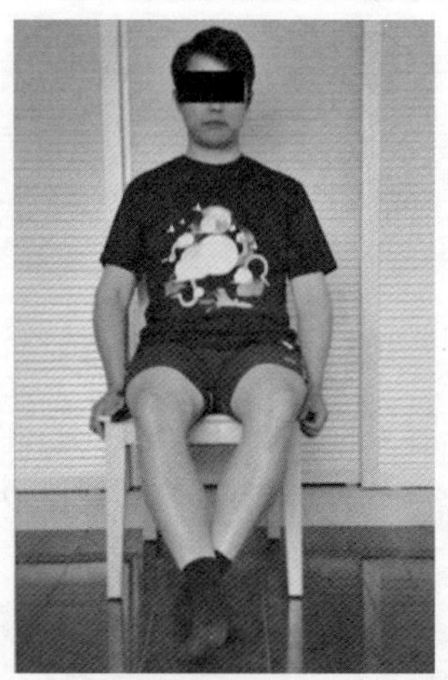

双足争力

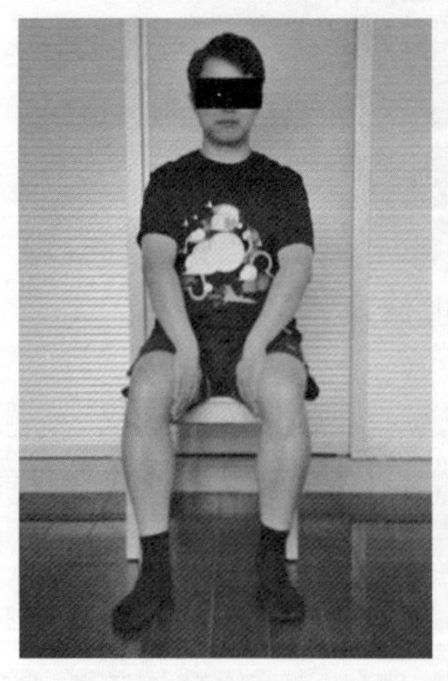

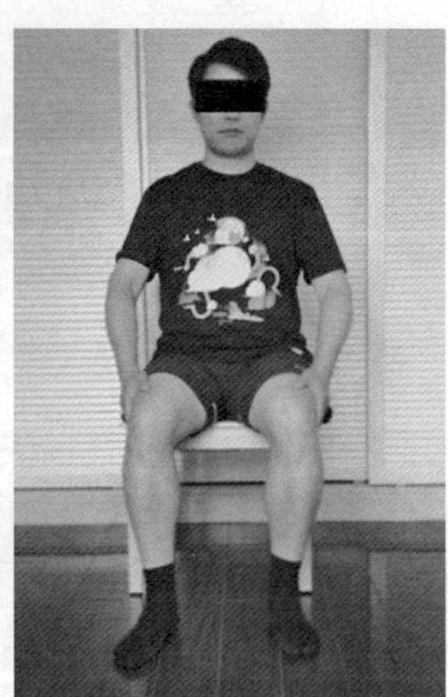

内收外放

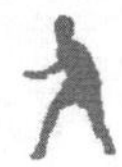

（7）空蹬自行车：仰卧位，空蹬自行车50次。

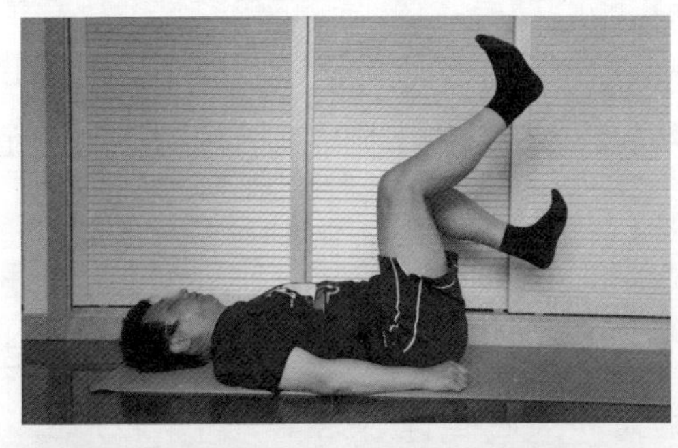

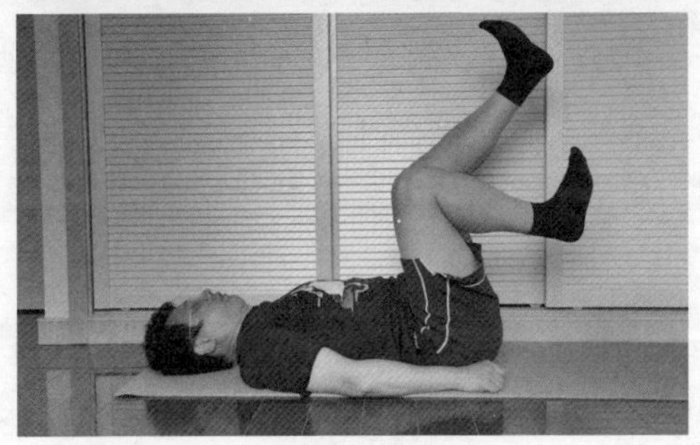

空蹬自行车

❸ 耐力锻炼

耐力锻炼不仅有益骨关节，更重要的是有益心、肺，并能改善精神状态。在各种耐力锻炼项目中，走路、水中运动和骑自行车是最常用的。

（1）走路是骨关节炎患者理想的锻炼方式，没有特殊情况应当鼓励，除非患有严重的髋、膝、踝关节疾病及关节不稳。走路是一项随时随地都可以进行的锻炼。走路时速度不需过快，腿要尽量轻放，避免对膝关节造成损伤。每天可以走路1~2次，每次20~30分钟。适应后如无不适，可以适当提高走路的速度。慢跑与走路一样，也是极为方便的运动方式。但是慢跑比走路的运动强度要大，因此要循序渐进，如有关节疼痛不适的情况，就缩短锻炼时间和减轻锻炼强度。

（2）水中锻炼，如游泳或温泉，尤其对僵硬、疼痛的关节有好处。游泳是一项比较适合中老年人的全身性健身运动，是骨关节炎患者比较理想的锻炼方式。人在水中时，由于浮力的因素，对全身关节的压力大大减小，既能在低负重的情况下锻炼关节和肌肉，也能更好地提高肌肉的力量和协调性。另外，温水游泳还能放松肌肉，减少疼痛。

（3）骑自行车，尤其是骑健身房内的动感单车，也是一种很好的锻炼方法，既能锻炼心肺功能也能锻炼腿部肌肉。肌肉运动协调和肌力的增强，有助于减轻关节症状。同时，关节周围肌肉力量的增强也有助于维持关节的稳定性。骑车尽管锻炼的是腿部，但是不会给膝关节带来太多负担。

（4）太极拳，在中国有着悠久的历史。依据《易经》阴阳之理、中医经络学、道家导引和吐纳综合地创造出一套有阴阳性质、符合人体结构、大自然运转规律的一种拳术，古人称为“太极”。太极拳是中华民族辩证的理论思维与武术、艺术、引导术的完美结合，是高层次的人体文化。在其长期的发展过程中又吸收了道、儒等文化的合理内容，故太极拳

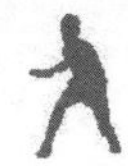

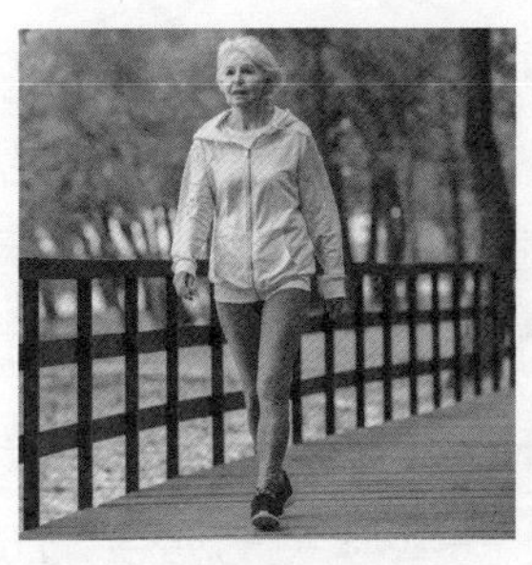

走路

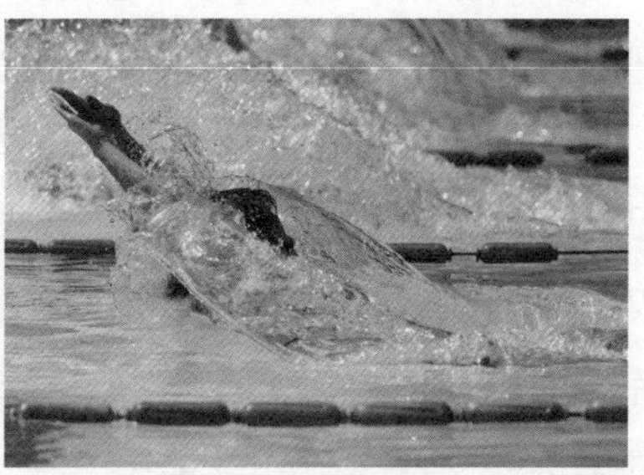

游泳

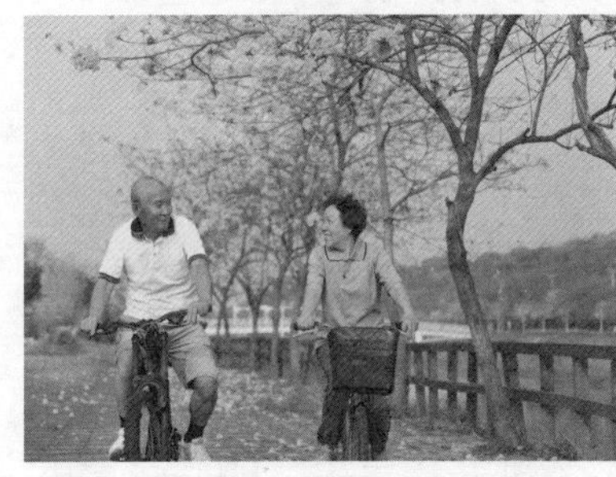

骑车

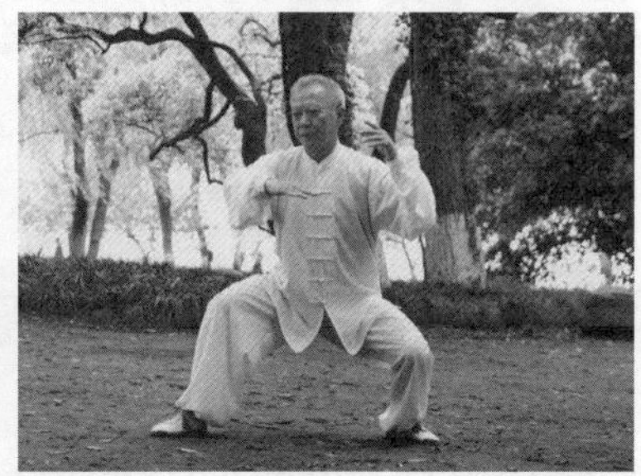

太极拳

被称为“国粹”。

太极拳的健身价值是多方面的，有身体上的，也有精神上的，还有艺术修养上的。太极拳外练全身的关节、骨骼、肌肉，内练意识、精神气质、神经功能。起初练的是动作、姿势、筋骨和皮肉，深入进去练的是意念、内气活动，从而由外至内、由内向外锻炼。这种锻炼就不是简单的活动了，而是在意念的支配下，使人的神经系统、运动机能和呼吸系统、循环系统、消化系统、免疫系统等得到全面的改善，它的健身价值是全面的、自然的、科学的。

近年来的研究表明，太极拳可以作为一种治疗方式应用于髋、膝关节骨关节炎的治疗，目前常用的太极拳治疗计划为8～24周的疗程。需要说明的是，在锻炼的初级阶段，切勿为追求姿势合度而过分屈曲或加重膝关节负担，这样反而导致症状加重，因为太极拳追求的境界是内在的气血流通，当气血充实到一定程度时，自然可以达到关节灵动的效果，不可舍本逐末。美国的研究表明，一些膝关节骨关节炎患者，当活动不便时，仅坐在座位上打太极拳，经过一段时间膝关节疼痛也得到了好转。

二、错误的锻炼

以下是一些错误的锻炼方式，对关节有害，如高强度的负重锻炼，膝关节骨关节炎患者应避免。

❶ 爬楼梯

爬楼梯会对膝盖前方的髌骨产生很大的压力，特别是下楼梯的压力又比上楼梯的压力高出2～3倍。因此，膝关节骨关节炎患者应尽量避免爬楼梯。尽管在生活中，上、下楼梯难以避免，但可尽可能采用缓行慢步的方法，再借助扶手，利用上肢力量来减轻膝关节的负担。

❷ 蹲起

有的骨关节炎患者想通过蹲起来锻炼下肢肌力和关节活

动度，其实这种锻炼与爬楼梯类似，对膝盖，特别是髌骨不利，会加速髌骨软骨的磨损。

上述两个动作若再加上拎或背重物，则会进一步加重膝关节的负荷，造成损伤，应尽量避免。

三、锻炼的基本原则

知道了哪些锻炼对膝关节骨关节炎是正确的锻炼方式、哪些是错误的，就应该制订计划，养成锻炼的习惯，坚持下去。

刚开始锻炼时应选择缓慢而平稳的锻炼方式，以后根据自身的身体条件，逐渐增加运动量和运动时间。以下是膝关节骨关节炎患者运动的基本原则。

（1）选择一项合适、易行、全年都可以舒服进行的锻炼方式，如走路、游泳、骑自行车等。

（2）锻炼前要充分热身，如拉伸韧带，锻炼强度和锻炼时间要根据身体状况适可而止。如果停止锻炼超过1个月，就意味着锻炼能力下降，重新锻炼需要从小锻炼量、低强度开始。

（3）制订合理的计划表。可以隔天锻炼或每周休息3天等。建议开始计划每天30分钟适度的锻炼，保持不同锻炼方式的均衡性和趣味性，如走路、骑自行车、游泳等。

如果一次锻炼30分钟有点困难或没有足够的时间，可以把时间拆开，分为15分钟，每天2次，每周运动的总时间最好在150分钟左右。锻炼量不宜过大，应循序渐进。开始的时候可能会有些肌肉疼痛，但不要停止，在规律练习之后疼痛就会消失。如果适应性锻炼产生重度疼痛或者肿胀，要停止练习。选用舒适的时间锻炼，不要在饭后短时间内或者环境条件太潮湿的时候锻炼。注意选用舒适的鞋子，鞋底应有拱形支撑；当挑选鞋时，要挑选有弹性且透气性好的，如专业运动鞋或者带网眼的尼龙制品。

（4）持之以恒。集中精力，循序渐进达到目标。可使用图表跟踪记录进展。必要时请教专业的运动医学专家。

·膝关节骨关节炎患者的科学减肥·

肥胖已经成为21世纪重要的健康杀手，其发生率越来越高，本书前文也已提到，肥胖是骨关节炎重要的发病因素，本文将简单介绍一些科学减肥的基本常识。

人的身体每天燃烧的热量被称为身体总能量消耗，以下三个要素就是身体总能量消耗的构成。

❶ 基础代谢需求

身体即使处于休息状态，也需要能量来维持一些基本功能，如为器官提供能量，维持呼吸、心跳和血液循环，调节激素水平及促进细胞生长和修复等。维持这些功能所需要的能量就是人体的基础代谢需求，通常以基础代谢率来进行计算。身体维持这些基本功能所需要的能量是相当稳定的，一般不会轻易改变。

❷ 食物消化过程

当你吃下食物后，接下来的消化、吸收、运输和存储等过程也要消耗能量，这一系列过程占人体每天所需热量的10%左右。一般而言，身体用来处理食物需要的能量也是比较稳定的。

❸身体活动

身体活动是指类似走路、做家务和散步等身体运动，人体每天消耗能量总数的剩余部分就被这些活动使用。

体重的增加是能量失衡导致，即摄入的能量多于身体消耗的值。因此，要想减肥，就需要产生一个"能量赤字"，即减少食物摄入量，而通过体育锻炼增加热量消耗。

每个人的能量需求是不一样的，这与身材的高矮、体质强弱、年龄的大小及性别有关。一般而言，为了维持正常机能，高大的人需要的热量比矮小者要多，身体中肌肉消耗的热量也比脂肪更多。因此，肌肉越多，基础代谢率就越高。随着年龄不断增长，肌肉数目会随之减少，脂肪数目则与日俱增。身体的基础代谢率则随年龄增长而下降，这就减少了身体对热量的需求。

那么，究竟该如何消耗更多的热量呢？改变基础代谢率的能力是很有限的，但可以增加锻炼强度和时间，增强肌肉力量，以达到燃烧更多热量的目的。

一、科学减肥饮食原则

减少食物的摄入，尤其是碳水化合物和脂肪（简单说，就是米面、甜食和肥肉等）应重点控制摄入量，但一味追求少吃，也会造成基础代谢率下降，同时可能带来胃部不适、精神不振等，因此骨关节炎患者有必要按照下面的方法来科学安排饮食。

❶ 不要跳过任何一餐

不吃饭会降低人体基础代谢率，减少能量摄入的同时也减少了能量消耗，不少人因此而引发更多的食欲，更容易造成暴饮暴食。有些人更是会通过吃零食来“弥补”自己，反而会进食更多的热量，“越减越肥”。

❷ 少量多餐

每天吃5～7个小餐，以控制总热量的摄入。少量多餐是控制血糖水平和减少饥饿感的好方法。

❸ 不喝高热量饮品

想要快速减肥，最简单的方法是消除来自饮品的热量。摆脱所有的果汁、汽水等高热量饮品。

❹ 多喝水、少饮酒

水可以加快新陈代谢和脂肪燃烧，还能增加饱腹感。酒精热量高且能促进脂肪在体内沉积，每克酒精能产生7千卡热量。如果经常大量饮酒，加上进食高热量食物，就可能造成热量过剩。

❺ 睡眠要充足

睡眠充足能帮助稳定基础代谢率和抑制食欲。成人应每天保证7小时的睡眠时间。

❻ 吃东西不要太快

减慢吃东西的速度是减少食量的一个好选择。减慢吃东西的速度，是为了给大脑更多的时间去接收饱腹的信息，防止在不知道吃饱了的情况下吃得过多。

❼ 多吃纤维素

纤维素是减肥瘦身的好帮手。纤维素的热量非常低，又能增加饱腹感。另外，纤维素还是缓解便秘的佳品。富含纤维素的食物主要有燕麦片、大麦、玉米、荞麦面、各种豆类及蔬菜等。

二、科学减肥运动原则

运动尤其是有氧运动是最有效、最健康的减肥方法。它是一项以有氧代谢为主的耐力性运动，可以提高人体基础代谢率，促进能量的消耗，避免机体能量过剩而转化为脂肪积聚，同时也可以使机体已积聚的脂肪得以分解。

有氧运动包括慢跑、步行（包括散步和快走）、游泳、

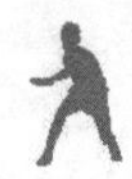

骑自行车、原地跑、打球、健身操和打太极拳等。每次运动最好一次持续做完，刚开始也可以分几次完成，中间休息一会，保证每天累计30分钟以上，且每次运动总消耗热量需达300千卡，通常这种运动量会造成心跳加快和轻度流汗。

肌肉力量训练也很重要，因为这类练习不仅能够消耗能量，而且能够改善因为年龄增长导致的肌肉萎缩。肌肉越发达，人体基础代谢率就越快，从而可达到双重减肥的作用。

运动减肥的时间最好安排在饭后2小时，因为此时运动所消耗的能量主要由脂肪氧化提供，最好坚持每天锻炼，至少要每周3次才能达到一定的瘦身效果。

综上所述，有氧运动+肌肉力量训练是减肥最有效的方法。笔者推荐大家每周3次，每次30分钟有氧运动、30分钟肌肉力量训练。

三、超重或肥胖的膝关节骨关节炎患者如何科学减肥

超重或肥胖的膝关节骨关节炎患者要遵从科学减肥的饮食原则，对于运动原则理论上并无冲突，只是要根据病情选择合适的运动方式，上文已经介绍了膝关节骨关节炎的运动方法，除了骨关节炎急性发作期应减少运动多休息外，骨关节炎患者如果合并肥胖则应积极减肥，尽可能选择非负重锻

炼，避免可能会加重膝关节病情的运动方式（如爬山、登楼等），推荐椭圆机、自行车等器械锻炼，肌肉力量训练可以上肢训练为主，下肢肌肉训练以等长收缩为主。

•膝关节骨关节炎患者的自我保健手法•

膝关节骨关节炎患者可以进行自我按摩（保健手法），实践证明这是一种简便易行、安全性高的能起到缓解症状及促进康复作用的好办法。

笔者所在单位结合中医保健内容，总结了膝关节骨关节炎患者的十二字简易自我按摩保健操，曾在上海市的社

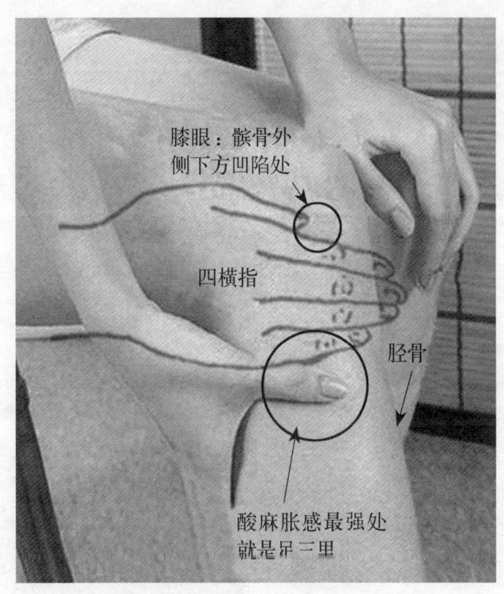

揉膝眼、足三里、捋间隙、动关节

区宣讲，深受患者欢迎，即“揉膝眼、足三里、捋间隙、动关节”。膝关节周围有两个凹陷的浅窝，称为膝眼，在膝关节外侧的膝眼下约四指宽下面并在骨嵴向外旁开一横指的地方中医称为足三里穴，是一个保健的要穴。整个保健操约十分钟，先以双手拇指揉动两侧膝眼2分钟，再以拇指揉动足三里穴3分钟，随后以手指配合手掌捋动、按摩关节间隙处3分钟，最后做简单的蹲起和双膝环转活动2分钟。

除了上述十二字自我保健操以外，还可以加以下手法。

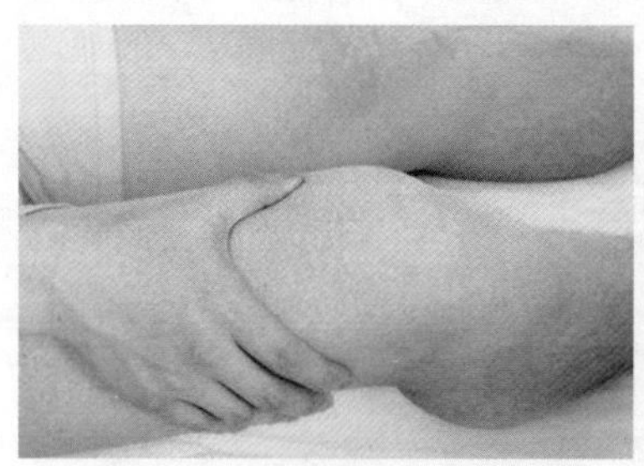

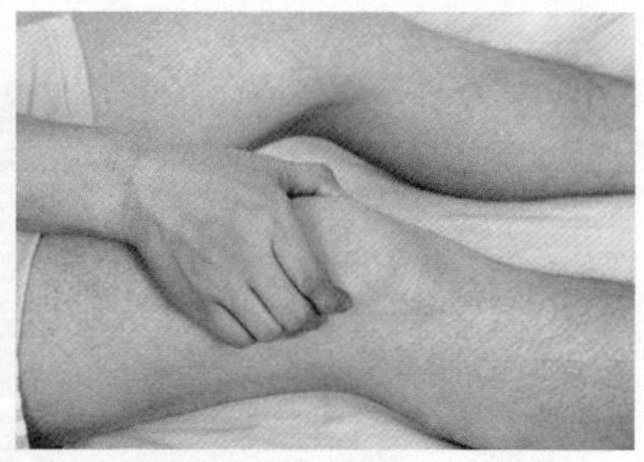

由上而下拿揉股四头肌5遍，用拇指和食指抓抠髌骨周围筋结约2分钟

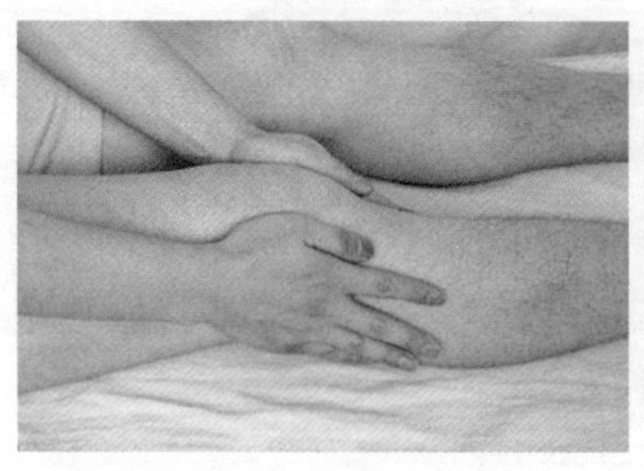

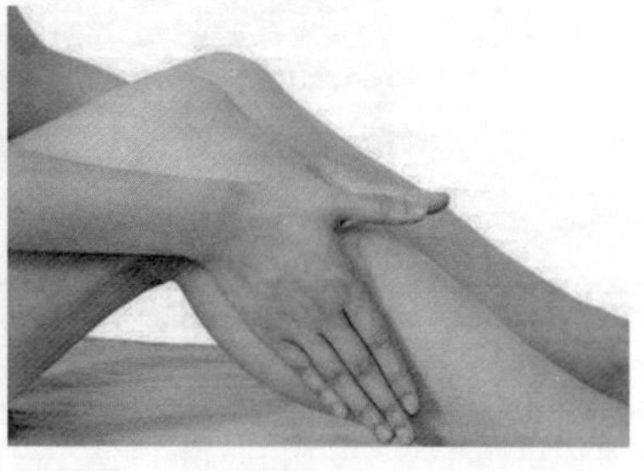

擦膝关节两侧，以局部透热为度，小腿屈曲，用手掌压推小腿骨前面5遍

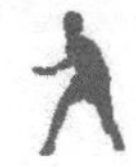

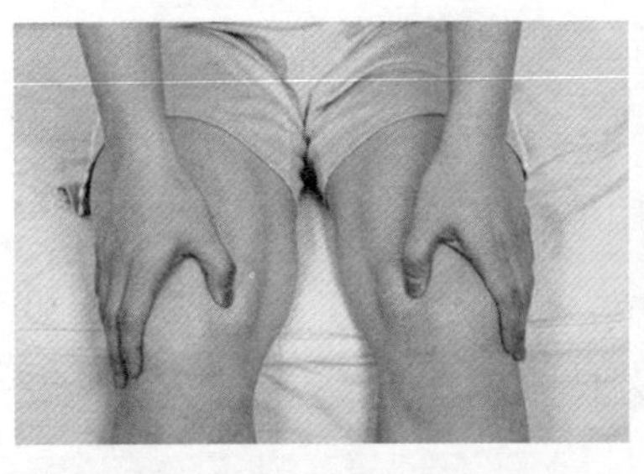

血海

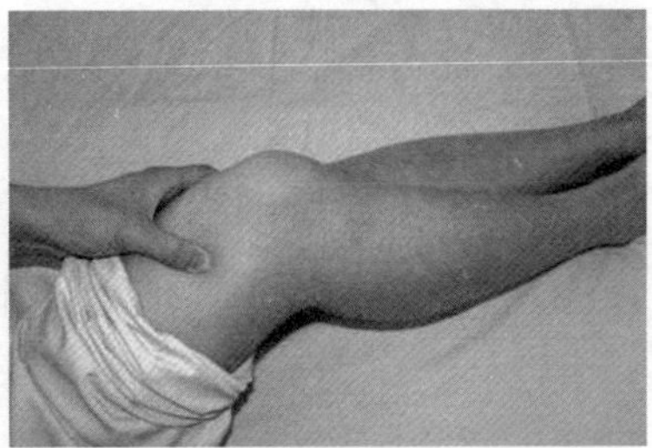

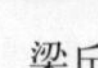

梁丘

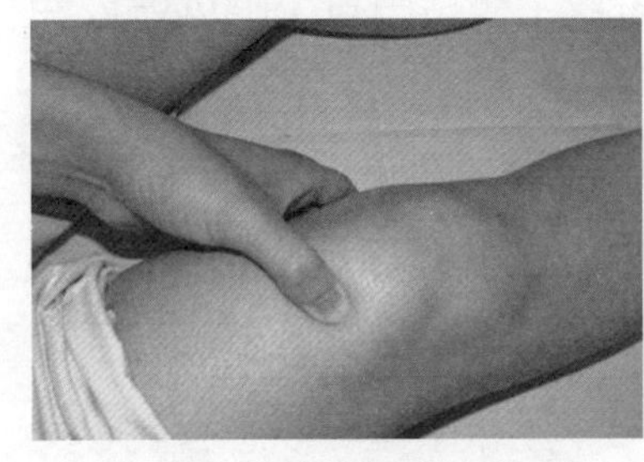

鹤顶

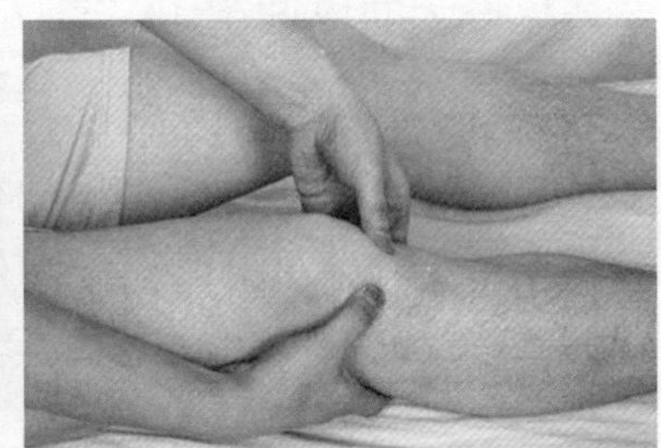

内外膝眼

用拇指按揉血海、梁丘、鹤顶、内外膝眼，手法由浅入深，每穴约1分钟

有条件的患者还可到医院，由专科医师进行手法治疗，或由家属学会后，自行在家中进行手法治疗则更好，具体如下：

步骤一

体位：患者先取俯卧位，下肢伸直放松。

A. 治疗者按摩大腿后侧、小腿后侧各约2分钟。

B. 推、揉腘窝部约2分钟。

步骤二

体位：患者仰卧，下肢伸直放松。

C. 按摩患肢大腿的前侧、内侧和外侧各约1分钟。

D. 按摩、揉内外侧膝眼，各约1分钟。

步骤三

体位：患者仰卧，下肢伸直放松，移去垫枕。

E. 推髌骨。向上下内外各方向推动髌骨，先轻柔地推动数次，再将髌骨推至极限位，维持2～3秒，反复3次。

F. 膝关节拔伸牵引。治疗者双手握持患者小腿远端拔伸并持续2秒，力量以有膝关节牵开感为度，反复5次。（如有其他亲属，可由其固定患者大腿远端，再行上述操作；或患者拉住固定物，如床架等，以作力的对抗）。

G. 被动屈伸，收展髋关节，至极限位（以患者能忍受为度），反复3次；被动屈伸膝关节，至极限位（以患者能忍受为度），反复3次。

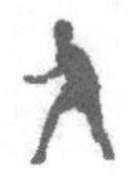

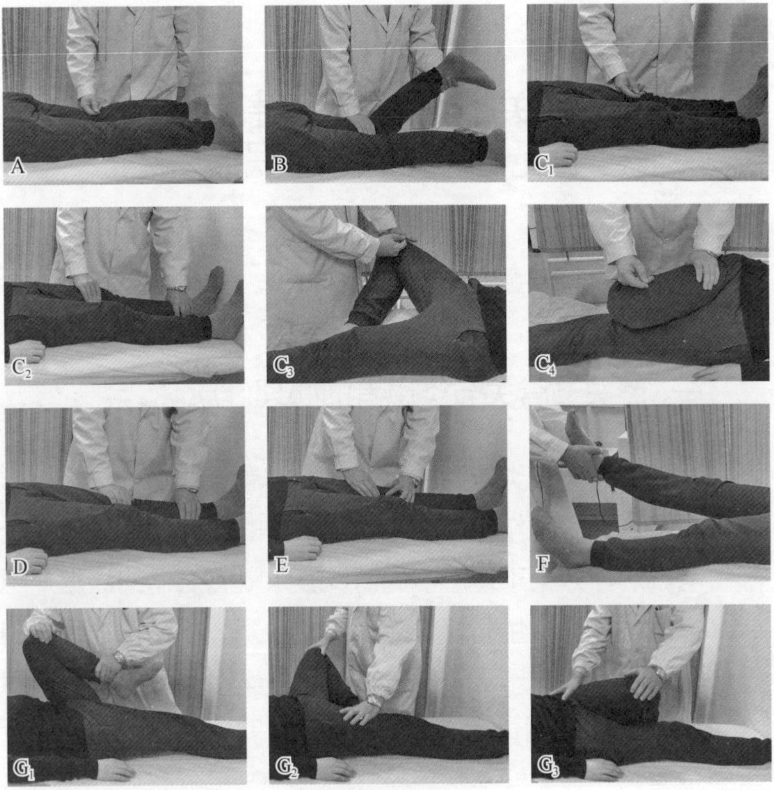

手法治疗步骤

其中ABCDEF为基本手法；手法力量要求均匀柔和，患者舒适耐受为度。关节活动受限的加手法G；有明显关节肿胀疼痛者去手法G，并降低手法力度

• 膝关节骨关节炎患者的心理健康和睡眠 •

一、膝关节骨关节炎患者的心理健康

膝关节骨关节炎作为中老年人最常患疾病之一，严重影响了患者生活、工作和社交。由于长期的关节疼痛、活动受限，常规治疗效果不理想，病情反复，随着病情的迁延，患者心理上难免会产生心境低落、焦虑、躯体不适和睡眠障碍等变化。有研究显示，骨关节炎患者一半以上会出现心理障碍（主要是抑郁和焦虑），并且病程越长，抑郁、焦虑的发生率越高。

抑郁、焦虑等与膝关节骨关节炎症状的严重程度常密切相关。抑郁、焦虑又会使膝关节骨关节炎患者对医生的依从性下降，乱投医或不投医。抑郁、焦虑严重者会进一步影响膝关节骨关节炎患者的生活质量。在对骨关节炎患者进行关节局部治疗的同时，进行心理治疗，能有效缓解，甚至消除抑郁、焦虑症状，也能促进患者关节局部症状的改善，明显提高生活质量。

除了严重的心理障碍，需要接受专业治疗外，大多数骨关节炎患者可以进行自我心理保健，具体可参考以下几点。

❶ 乐天知命

骨关节炎是一种人体老化的正常现象，发病率很高，大部分老年人都可能患此病，不用过于担心，学会知足常乐，放松心态，可以经常读一读轻松有趣的书籍，看一看忍俊不禁的电视节目，听一听诙谐幽默的相声等，也可以做一些让自己放松的运动。

（1）放松操。端坐或平躺，闭上双目，然后向自己下达指令：头部放松、颈部放松、身体放松，直至四肢、手指、脚趾放松。运用意识的力量使自己全身放松，并使自己处在一个松与静的状态中。

（2）瑜伽、打坐等。不要求动作非常规范，主要目的是为了让自己静下心来，稳定情绪。

❷ 保持心情稳定，培养自信

生活中也要保持心情稳定，树立正确人生观，凡事想得开，不大喜大悲，不轻易发脾气。自信是战胜一切恐惧、紧张、担忧、惶恐等不良情绪的最有效方法。疾病并不可怕，要用积极的语言来鼓励自己，相信自己一定能战胜疾病。很多重度残疾人都能自强不息，活出精彩，骨关节炎完全是可治可控的疾病，患者更应自信面对。

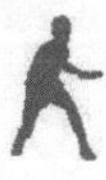

二、膝关节骨关节炎患者的睡眠

由于长期的关节疼痛、关节功能障碍甚至残疾，膝关节骨关节炎患者的睡眠障碍发生率高达80%，睡眠缺失又增加了机体对于疼痛的敏感性，进而在疼痛和睡眠之间形成恶性循环。同时，由于睡眠不足而造成的疲乏、抑郁等症状，又给患者带来严重的身心负担，影响其生活质量及日后的躯体功能。

年龄是膝关节骨关节炎和睡眠障碍的共同危险因素。衰老、关节的重复使用可使软骨发生老化改变，易遭到力的破坏而导致膝关节骨关节炎的发生。同时，老年人褪黑素的分泌明显下降，而褪黑素是一种具有改善睡眠、促进深睡眠等多项生理功能的激素，如分泌不足，易造成老年人深睡眠时间缩短。

心理障碍尤其是抑郁，与骨关节炎患者的睡眠障碍状况关系密切，抑郁、焦虑都会加重患者的睡眠障碍，并且会影响患者对于疼痛的感知，加重患者的疼痛症状，同时慢性疼痛及睡眠障碍又是导致抑郁的危险因素。

因此骨关节炎局部疼痛症状、心理障碍、睡眠障碍像一个复杂的交织网络，互相影响、互相作用。患者重视睡眠障碍，对于膝关节骨关节炎患者来说非常重要，以下应对策略会大有帮助。

（1）保持乐观的良好心态。自我调节、自我暗示。心态放松，反而能加快入睡。

（2）养成良好的睡眠习惯，保持正常、定时的睡醒节律。如养成晚上准时睡觉、早上准时起床的习惯；除适当午睡或打盹片刻外，应严格限制白天睡眠时间。

（3）创造有利于入睡的条件。如保持卧室清洁、安静、远离噪声、避开光线刺激等；避免睡觉前喝茶、饮酒等；养成不在床上看书、看电视、工作的习惯；睡前半小时洗热水澡、泡脚、喝杯牛奶等。

（4）白天适度的体育锻炼，有助于晚上的入睡。通过适当的户外活动，可以有效缓解紧张的神经，心情好，睡眠也就好。同时，山清水秀、有花草树木的地方，空气中的氧浓度较高，也利于养护人体神经，提高睡眠质量。

（5）严重的睡眠障碍，需要接受专业的诊断和治疗，以在必要时按医嘱服用镇静安眠类药物。

大多数膝关节骨关节炎患者在专业医生的指导下，结合本书前面提到的自我保健方法，其症状都可以得到很好缓解，病情能保持长期稳定，不会影响患者的日常生活。

但有一部分患者病情相对较严重，还有一部分患者随着年龄增长或合并其他疾病，膝关节骨关节炎症状逐渐加重，就需要到医院接受专业医生的进一步诊断治疗，本篇就给大家介绍一下相关的治疗方法。

患者了解有关治疗方法，有利于提高患者的依从性，解除不必要的疑虑，配合专业的治疗，最终提高治疗的效果。

• 膝关节骨关节炎的药物治疗 •

骨关节炎的口服药物治疗主要有西药和中药两大类。药物治疗的目的在于延缓关节软骨的退变、缓解疾病带来的临床症状。而对于已经增生的骨刺，并不能使之消散。

西药治疗骨质增生常分为抗炎镇痛药和软骨保护剂两类。抗炎镇痛药主要为缓解骨质增生带来的疼痛而用，市面上常见的有双氯芬酸钠（扶他林、戴芬）、塞来昔布（西乐葆）等。绝大部分此类药物具有胃肠道或心血管的不良反应，在病痛缓解后应减少或停止使用。软骨保护剂目前主要有氨基葡萄糖（伊索佳）等，这类药物在于延缓软骨退变，一般如果服用1个月后，症状没有明显改善，也不建议长期使用。

中老年骨关节炎的形成原因，多为肝肾亏虚所致，中医认为，肾藏精，主骨；肝藏血，主筋。肾精充足，肝血盈满，则筋骨强健，关节灵活，人到中老年，生理机能减退，肝肾精血不足，致使筋骨失养，久而久之，容易发生骨关节炎。中医学对骨关节炎的药物治疗总体上看有“补肾”“柔肝”“健脾”这三大类治法。笔者所在单位曾在国家自然科学基金资助下，对这样三大类治法做过对比研究，结果显示，三种方法对骨关节炎的作用各有侧重，临床上应根据患者

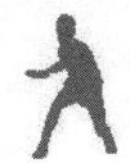

具体情况酌定。

目前，治疗膝关节骨关节炎的中药制剂有复方紫荆消伤膏、骨刺宁、抗骨增生胶囊等，上海中医药大学附属曙光医院骨伤科门诊附设骨关节病专科，研制的中药养血软坚胶囊和怀珍养肝胶囊经前期临床试验总有效率为75%以上，服用方便，无毒副作用。

治疗骨关节炎的药物种类品种繁多，以下介绍几种上海中医药大学附属曙光医院关节病科常用治疗骨关节炎的中、西药物。

❶复方紫荆消伤膏

由紫荆皮、黄荆子、大黄、川芎、威灵仙、香加皮、当归等中药组成。来源于石氏伤科三色敷膏。系石氏伤科最负盛名的外敷药，在临床上广泛应用于各类伤筋、青紫肿胀疼痛，亦可治陈伤及关节寒湿痹痛。1953年，石氏伤科将三色敷膏的配方捐赠给了国家。本膏采用“巴布剂”生产流水线，加工工艺和皮肤相容性好，不良反应低，使用方法为一天一剂，贴患处。在作者所在单位的一项国家“十一五”支撑计划课题研究中，通过在全国五家三甲中医院的临床观察发现，经过一个月的外用治疗，膝关节骨关节炎患者的症状明显改善。

❷氨基葡萄糖（伊索佳）

氨基葡萄糖为构成关节软骨基质中聚氨基葡萄糖

（GS）和蛋白多糖的最重要的单糖，正常人可通过葡萄糖的氨基化来合成GS，但在骨关节炎患者的软骨细胞内GS合成受阻或不足，导致软骨基质软化并失去弹性，胶原纤维结构破坏，软骨表面腔隙增多使骨骼磨损及破坏。氨基葡萄糖可阻断骨关节炎的发病机制，促使软骨细胞合成具有正常结构的蛋白多糖，并抑制损伤组织和软骨的酶（如胶原酶、磷脂酶A2）的产生，减少软骨细胞的损坏，改善关节活动，缓解关节疼痛，延缓骨关节炎症病程。每次口服250～500毫克，每天3次，就餐时服用最佳。

❸ 养血软坚胶囊

系石氏伤科第三代传人石印玉教授的经验方，全方由秦艽、牡蛎、白芍、甘草等组成，可以治疗早、中期膝关节骨关节炎。目前系上海中医药大学附属曙光医院特色制剂，经上海市科学技术委员会立项的临床研究发现，该药物总体有效率在75%以上，使用方法为每天3次，每次3粒。

❹ 抗骨增生胶囊

由熟地黄、肉苁蓉（蒸）、狗脊（盐制）、女贞子（盐制）、淫羊藿、鸡血藤、牛膝、骨碎补、莱菔子（炒）等中药组成。系中国骨伤名师刘柏龄教授的名方，对治中老年骨关节病患者。全方补腰肾，强筋骨，活血，利气，止痛。服用量为每次5粒，每天3次。

❺ 透明质酸钠

透明质酸钠为关节腔滑液的主要成分，为软骨基质的成分之一，在关节起到润滑作用，减少组织间的摩擦，关节腔内注入后可明显改善滑液组织的炎症反应，增强关节液的黏稠性和润滑功能，保护关节软骨，促进关节软骨的愈合与再生，缓解疼痛，增加关节的活动度。常于关节内注射，每次25毫克，每周1次，连续5周，须严格无菌操作。

❻ 非甾体镇痛抗炎药

可抑制环氧化酶和前列腺素的合成，对抗炎症反应，缓解关节水肿和疼痛。可选用塞来昔布（西乐葆）1次200毫克，每天1次；布洛芬1次200～400毫克，每天3次；或氨糖美锌1次200毫克，每天3次；尼美舒利1次100毫克，每天2次。

特别提醒：上述药物大多为处方药，需要在专科医生的指导下使用。

•膝关节骨关节炎患者如何使用膏药•

前文详细介绍了骨关节炎的药物治疗方法，其中中药外用膏药因为其使用方便，疗效明确受到广大患者的欢迎，然而笔者在临床临诊时发现很多患者使用外用膏药的方法不对，引起局部皮肤过敏等不良反应，因此有必要让大家了解外用膏药的相关知识和正确使用的方法，以及注意事项。

古代医家有言："膏药能治病，无殊汤药，用之得法，其响立应。" 膏药在我国由来已久，在马王堆出土的《五十二病方》中就有记载。中药膏药的制作和临床运用迄今已有2 000多年的历史。与打针、吃药相比，膏药的方便、无痛更容易为人们接受。

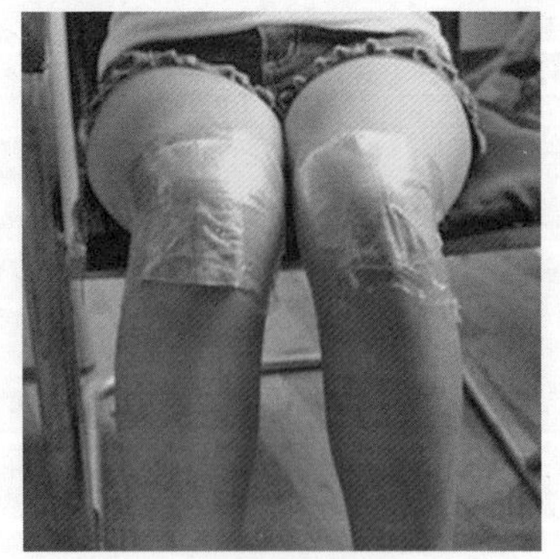

膏药的使用

根据1995年版《中国药典》对中药膏药质量判断标准，合格的膏药应满足以下要求：老嫩适宜，贴于皮肤上有适宜的黏性，不会移动位置；外观油润细腻，对皮肤无刺激性；同种膏药的厚度和重量应基本一致；在常温下保存，两

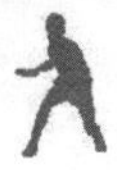

年内不变质，不失去黏性。以上这些只有在使用后才能知道。对于普通患者来说，在选购膏药时应该了解合格的膏药外包装应标明生产厂家、药品准字号、生产日期、保质期（一般为2年），药品说明书应详细明了。

贴膏药的注意事项：① 患处有红肿及溃烂时不宜贴，以免发生化脓性感染；② 如果贴膏药后局部皮肤出现丘疹、水疱、自觉瘙痒剧烈，说明对此膏药过敏，应立即停止贴敷，必要时进行抗过敏治疗；③ 有的患者膝关节局部体毛较多，不易粘贴，以后揭膏药也比较麻烦，可以先剃掉体毛后再贴膏药；④ 在贴膏药之前，应先用热毛巾或生姜片将患处的皮肤擦净，拭干后再贴；⑤ 冬天气候寒冷时，橡皮类膏药往往不易粘贴住，这时可将膏药贴好后再用热水袋热敷一下，以便粘贴牢靠，另外也可以增加治疗效果。

贴膏药后局部皮肤出现丘疹、水疱、感觉局部瘙痒时，说明对膏药过敏，应立即揭下膏药，如果过敏反应较轻，则用温水将贴膏药处清洗干净则可。若已发生溃破，则用酒精消毒或搽甲紫药水。待不痒和伤口愈合后再贴。或采用贴前在膏药上撒点薄荷冰等预防措施。如果仍无法控制则应到医院，进行消毒清创，使用抗过敏药物内服和（或）外敷。对于两次出现对同一种膏药过敏，则以后禁用这种膏药，并且以后对其他膏药也应注意过敏反应的发生。

膏药撕揭时注意动作轻柔，防止撕裂皮肤。对于粘贴比较牢固的膏药，可以用热水袋热敷一下，或用温热水浸泡或用毛巾打湿，然后再撕揭膏药，则可减轻疼痛。对粘在皮肤上的部分药膏，可用纱布蘸汽油擦净，然后再用酒精消毒。

贴膏药处起疱怎么办？如果疱不大，也不易磨破的则停用膏药，待疱消退后再贴。如果疱较大，容易磨破的则可用消毒的注射器或用普通的缝针火烧一下后，将疱挑破，挤净疱内的液体，然后用酒精消毒或搽甲紫药水。如果反复起疱，则按过敏反应处理。

很多患者会问：膏药贴多久比较合适？贴得时间长了会有什么弊端？

根据膏药的制作工艺和药效持续时间来决定膏药的使用时间，一般情况下，一张膏药的药效可维持1~2天，有的黑膏药药效较长，但最多连续贴用不超过7天。因为皮肤需要呼吸，汗腺、皮脂腺需要排泄，长时间敷贴膏药，造成局部温度高、湿度大，代谢废物不能排出，就会刺激局部皮肤，产生瘙痒等不适。反而影响膏药的疗效。另外如果膏药贴得时间较长，两次之间不清洗，不留一点儿间隔，膏药中的成分就可能经过汗孔侵入皮肤深处，诱发过敏，引起接触性皮炎，俗名"膏药风"。出现与所贴膏药形状相同、边界清楚的红斑，伴随剧烈的瘙痒，厉害的还可能起水疱甚至大疱。膏药正确的使用方法：两次应用之间应适度清洗患处，清除掉黏附在皮肤表面的药垢，之后让皮肤适当休息一段时间。

膏药如何正确贮藏？正确保存膏药可以确保其疗效，膏药的保存应视不同的种类和外界条件而定。传统的膏药如狗皮膏、拔毒膏等，应存放在阳光不能直射的地方，以避免因过热而使膏体熔化。现代工艺制成的巴布剂等，存放比较方便，只需放在干燥处即可。

软膏是由植物油等油脂配制而成，所以在遇到空气、光、温度不适等情况下特别容易变质，故可将其置于棕色广口玻璃瓶或瓷罐内密封，放在阴凉干燥处保存，但保存时间不宜过长。这些装软膏的瓶或罐，用前一定要洗净，最好用蒸汽消毒后再使用。

另外，膏药不宜和茶叶、食品存放在一起。

•膝关节骨关节炎患者的辅助器具•

膝关节骨关节炎患者一般多为中老年人，患病后的膝关节疼痛、功能障碍对他们生活的方方面面造成不同程度的影响。这时除了进行物理、药物甚至手术治疗外，辅助器具有不可替代的作用，其能使患者回归社会、弥补膝关节功能的缺陷或丧失，甚至起到很好的治疗作用，有事半功倍的效果。

一、辅助器具的定义和分类

凡是能够有效地弥补或代偿人体因自身功能减弱或丧失的那部分功能的器具，都叫辅助器具。换句话说，凡是能够有效地克服残疾影响，提高患者的生活质量和社会参与能力的器具，大到"卫星导航系统"，小到利用树杈做成的拐杖，都是辅助器具。

辅助器具在患者治疗和康复的各个环节上，都起着不可缺少、无法取代的作用。辅助器具能纠正和改善残疾，提高患者的生活质量和社会参与能力。拐杖可提高下肢残疾者行走的支撑能力并有助于保持躯体的稳定；但是，有些辅助

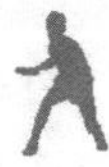

器具长期使用后可能会使患者产生依赖性，会使躯干肌力减退，故在症状稍缓解后，应适当减少使用的时间以避免发生废用综合征。也有使用辅助器具不注意而产生严重的并发症的情况，如使用腋拐出现臂丛神经损伤。所以，使用辅助器具前要向医生或康复师进行咨询。

根据国家标准GB/T 16432《残疾人辅助器具分类和术语》[国际标准ISO–9999（*Technical Aids for Disabled Persons Classification*）]，依据功能性划分的原则，将残障人辅助器具分为11大类、135个次类、741个支类，有上万个品种。大类分别为：04类，用于个人医疗的辅助器具；05类，用于技能训练的辅助器具；06类，矫形器和假肢；09类，生活自理和防护辅助器具；12类，个人移动辅助器具；15类，家务管理辅助器具；18类，家庭和其他场所使用的家具及配件；21类，通信、信息和信号辅助器具；24类，产品和物品管理辅助器具；27类，环境改善辅助器具；30类，休闲娱乐辅助器具。

二、膝关节骨关节炎的辅助器具

涉及膝关节骨关节炎患者的辅助器具主要有个人移动的辅助器具如拐杖、助行器、轮椅等，以及一些矫形器。个人移动辅助器具可分为单臂操作助行器、双臂操作助行器、特制汽车、改装汽车、两用车和摩托车、自行车、轮椅车、移

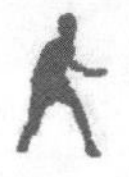

动个人移动辅助器具、翻身个人移动辅助器具、升降个人移动辅助器具、导向个人移动辅助器具等12项次类和84个支类。下面就各种辅助器具作一些简单介绍。

❶拐杖

拐杖是骨科中最常用到的辅助器具，广泛应用于下肢骨科疾病。拐杖与医学的关系密切，医学的标志就是盘着蛇的蛇杖。中国的拐杖也是历史源远流长。《山海经》载："夸父弃杖为林。"《礼记》载："孔曰蚤作，负手曳杖，逍遥于门。"可见2 000多年前中国已经有使用手杖的文字记载。在历史上拐杖除了使用价值以外，更象征着权势和地位。

拐杖的种类和制作取材形形色色，制作材料以竹、木为多。中国人喜欢用竹杖，它轻巧而富于弹性。其他拐杖有藤、紫檀、红木、黄杨、降龙木、牛角、牙、骨、金属等。骨科患者使用铝合金拐杖更多，它具有轻巧、牢靠、价廉、长度可调等多种优点。拐杖按单双手使用分为单拐和双拐，按使用方法分手杖、肘拐、腋拐。

拐杖的功能在于增加步行时支撑的面，以减缓下肢或是身体骨骼结构所必须承担的负荷。一般以健侧手使用手杖时可以减少患侧下肢所承受重量的20%～25%，可分担患者脚部的载重，减少因下肢肌肉无力所产生的跛行现象，如退化性关节炎的患者。

手杖，即日常生活所称的拐杖，是许多老年人"助走"外出的必带之物。它既可稳身健步，又可增强体力，除此之

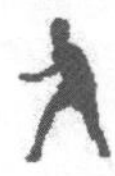

外，手杖还有颇多妙用。人们通常称它是老年人的“第三条腿”，无论是登山步行，还是闲立庭院都不可少。一般手杖仅有1个接触点，一般底部装有特制的防滑垫，好处在于灵巧，但由于提供的支撑与平衡作用较少，所以只适于行动较慢时使用。也有设计成3脚或4脚的手杖，由于底面积较大，所以能提供比一般手杖更好的支持与稳定性。3脚手杖尤其适用于不平的路面。4脚手杖适于偏瘫的中风患者在刚开始康复的时候使用，可以增加行走的稳定性。但因4点可以构成多个平面，在路面不平时，反而容易造成摇晃不稳的现象，所以建议四脚手杖最好在室内使用。还有人设计了可坐式手杖，它结合手杖及椅子的功能，在走累时，可把手杖改成椅子坐着休息。但因椅面小，需小心使用。

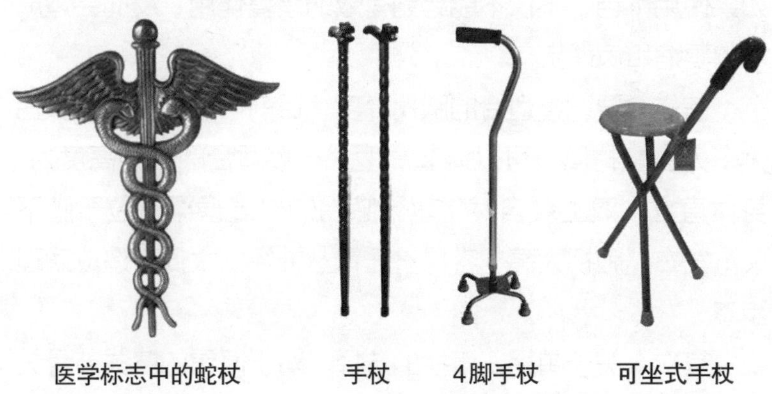

医学标志中的蛇杖　　手杖　　4脚手杖　　可坐式手杖

肘拐，在国内使用较少，需要较强的上肢力量。选择肘拐要适合自己的身体状况，能够充分支撑自己的体重；使用前要注意肘拐把手是否牢固，调节长度的销钉能否锁定，底

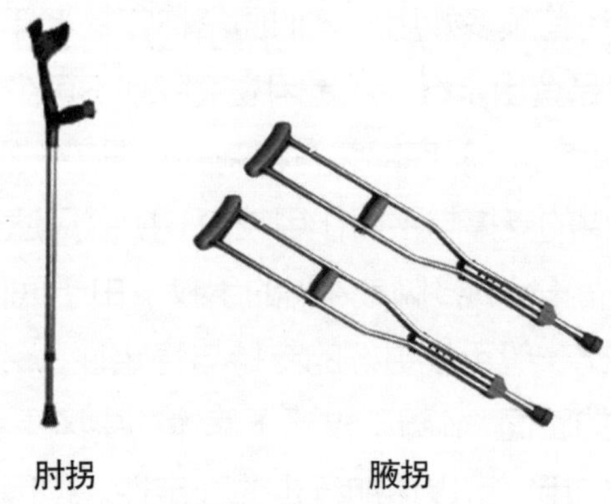
肘拐　　腋拐

端橡胶支脚垫是否有松动和磨损。一般骨关节炎患者由于年龄较大，手臂力量较差，不太适合使用。

腋拐，是重要的辅具之一，在骨伤科下肢疾病中被广泛使用。在实际的使用过程中也有不少常见的错误需要纠正。如果使用不当，不仅不能起到有效的康复作用，反而会造成肌肉萎缩和病理步态。

首先，要调整适合的腋拐高度。目前市面上销售的腋拐大多为合金材质，可以调节高度。一般适合的腋拐高度为，身体直立，双上肢自然下垂，腋拐的最高横梁应位于腋下5cm左右。腋拐太高，容易挤压臂丛神经，太低会造成病理步态。

其次，关于单拐、双拐的选择。对于严重的膝关节骨关节炎患者或膝关节骨关节炎手术后患者，一侧下肢完全不能负重，一般建议选择双拐。此期，患者在走路时，患肢不落地，依靠双拐和健侧肢体行走。要尤其注意预防患肢肌肉萎缩，尤其是股四头肌的萎缩。一般推荐作非负重的直腿抬高

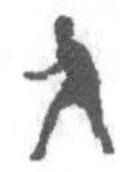

助行器可分为有轮和无轮两大类。重残者可选用有轮趴扶式助行器。使用者可将上身趴在支撑圈上，靠腿的微弱登伸力驱动助行器，带着人体前进。轻残者或步态不稳的老年人，可选用无轮助行器（架）。使用时，双手持架站稳，先向前移动助行器以支持身体，然后再向前迈步以移动身体。其中无轮助行器还可分为交替式助行器和抬起式助行器，前者允许患者扶架左右交替向前移动，交替迈步，适合于下肢力弱、平衡功能较差者。后者框架结构不允许左右交替移动，必须由残疾人抬起框架向前放，然后迈步和移动身体，移动性好，但速度慢。适合于下肢肌力弱、平衡功能较差，但上肢力量较强者。有的生产厂家把两个功能二合一，同时有这两种功能。有些助行器上还附带可折叠式座面，以便于疲劳时坐下来休息。著名作家巴金，晚年一直用带闸四轮趴扶式助行器以坚持锻炼。家庭经济条件差的患者，也可用四腿高方凳代替助行器以达到锻炼目的，避免长期卧床带来的其他继发疾患。此外，还有附带坐便器的助行器，以及适用于功

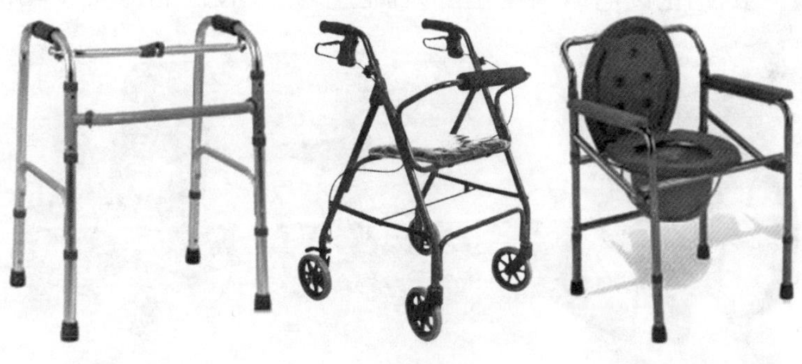

无轮助行器（架）　　有轮助行器　　带坐便器的助行器

能尚可、行动速度较快患者的有轮助行器。

❸ 轮椅

一些严重骨关节炎患者，由于各种原因不能手术，无法实现直立行走，他们想要较长距离的自身移动，最好的办法就是乘坐轮椅。乘轮椅者，靠手臂的力量转动驱动轮圈，使轮椅前进。在我国，轮椅的使用比较普遍。许多重残者，如史铁生、张海迪等，都在轮椅上为社会做出了巨大的贡献。我国现有普通轮椅、运动轮椅、高背靠轮椅、助站轮椅、单手驱动轮椅、多功能轮椅和电动轮椅等多种类型的轮椅可供选用。

普通轮椅一般由轮椅架、四个轮子（后轮较大，加个手推轮，刹车也加在后轮，前轮较小，用来转向）、刹车装置及座靠四部分组成。普通轮椅比较轻便，可以折叠收起。当使用者离开轮椅时要注意刹车。另外，轮椅上装有安全带的要注意绑好。

助站轮椅可以将坐垫部分调整变形，使患者靠站于轮椅

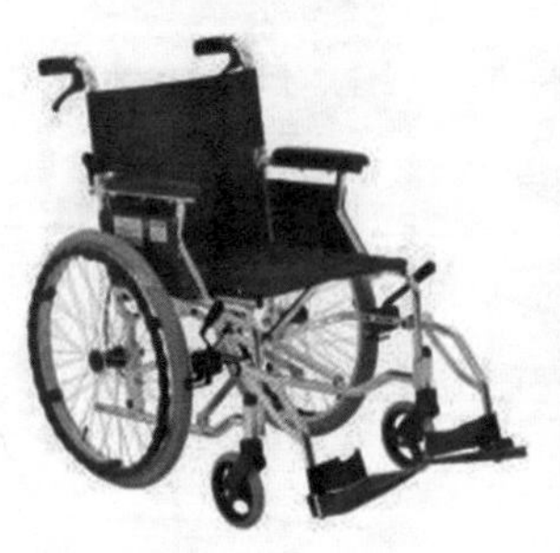
普通轮椅

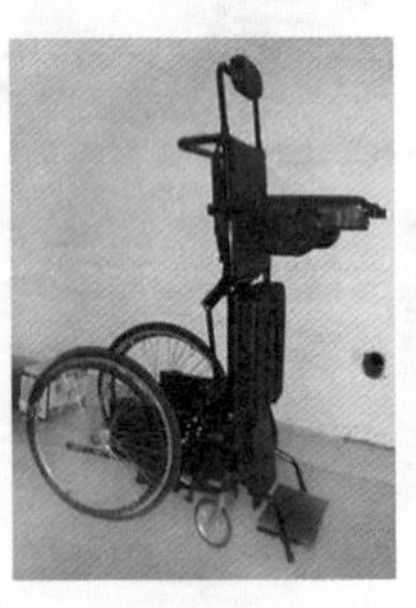
助站轮椅

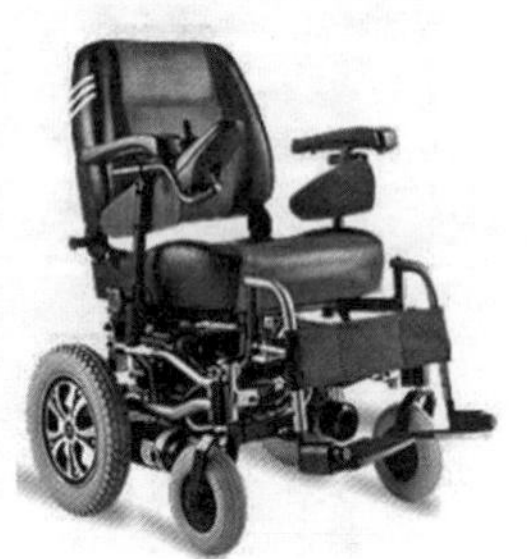
电动轮椅

踏板上，有利于患者从座位改为站立位锻炼，减少护理人员的劳动强度。对于有条件经常外出，且手部力量不足的患者可以使用价格稍贵的电动轮椅。

❹ 膝关节矫形支具

膝关节矫形支具是近些年来开发出来的一种佩戴在膝关节上用来治疗伴有内翻或外翻畸形的膝关节骨关节炎的工具。膝关节骨关节炎主要是膝关节软骨磨损后造成膝关节内外翻畸形（主要是内侧胫股关节间隙磨损），进而造成膝关节内外侧负重不均衡进一步加重患侧的磨损。支具的作用原理在于增加膝关节的稳定性，矫正膝关节内外翻畸形，恢复膝关节正常立线，减轻膝关节的负荷，保护膝关节，从而缓解膝关节疼痛症状。矫形支具是纯粹的物理治疗方式，无止痛药等任何药物引起的不良反应，是治疗早、中期膝关节骨关节炎的有效方法，也可用于治疗不愿意手术或不能承受手术的严重膝关节骨关节炎患者。国外多项临床观察、研究已证实，膝关节矫形支具对于伴有内翻或外翻畸形的膝关节骨关节炎具有治疗作用。

目前国内外有多家公司生产支具，但专门用于治疗膝关节骨关节炎的支具不多。主要有奥索（OSSUR）公司的安陆德®免荷1号骨关节炎矫形支具、DONJOY（DJO）的骨关节炎矫形支具。其作用原理大致相同，产品细节方面有一些区别。

膝关节内翻矫形支具可以矫正下肢力线，佩戴后使膝关节周围软组织的应力重新分布，从而使膝关节达到力学平衡，缓解疼痛。

骨关节炎矫形支具既保留了定制矫形器的特征，又满足了大多数患者短期内对产品的需求，它的双动力带的设计提供了更大的免荷力臂；棘齿状锁更利于病患自行穿戴；采用专利技术的硅胶内衬垫消除了滑动；柔软、穿孔外壳使之完全服帖、透气。

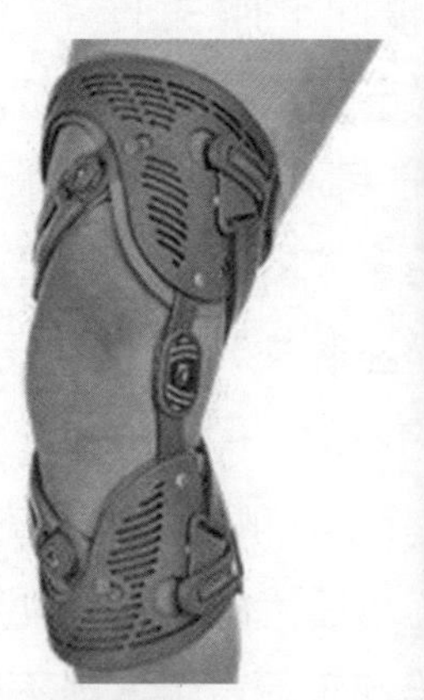

奥索的免荷1号矫形支具

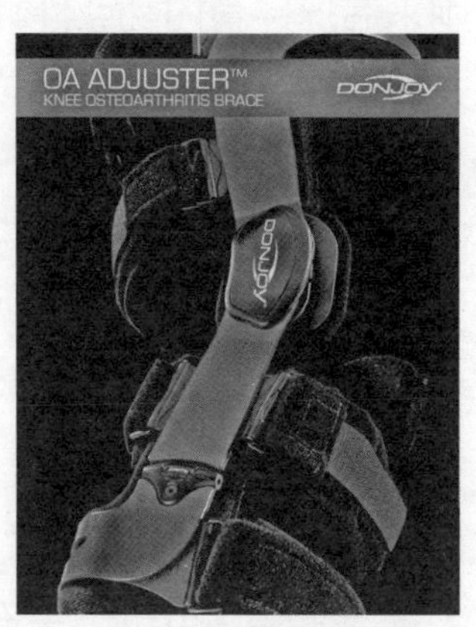

DJO矫形支具

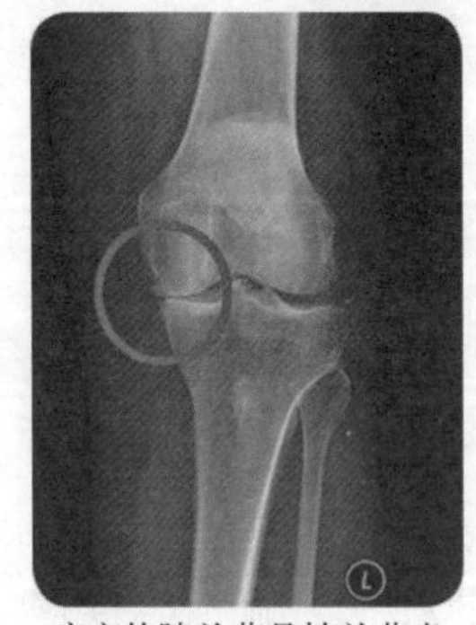

病变的膝关节骨性关节炎

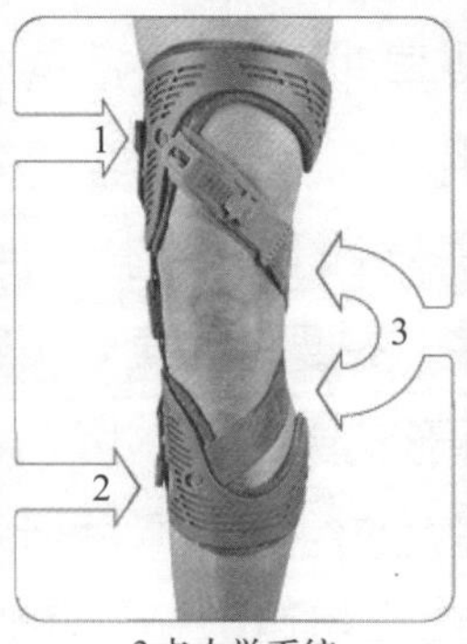

3点力学系统

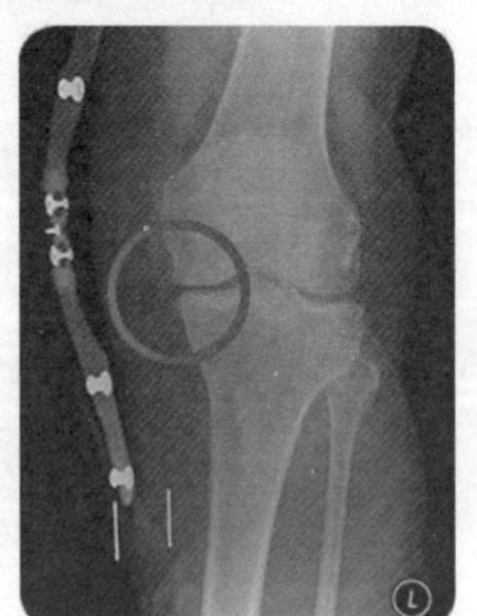

佩戴矫形支具时

矫形支具的工作原理

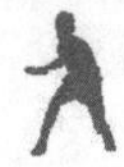

对于周围血管病变、神经病病变及敏感性皮肤患者，建议在医生严密监督下使用监护。对于敏感性皮肤患者，建议按耐受程度，使用安陆德®免荷1号。如果出现皮肤发红现象，应减少矫形支具的使用，随着皮肤开始耐受矫形器，慢慢增加使用。

·膝关节骨关节炎的注射治疗·

前文简单介绍了关节腔注射治疗的方法，注射治疗是医院治疗的重要组成部分，笔者门诊就碰到很多患者对此不了解、不理解甚至误解，所以本文就详细地介绍以下两种膝关节腔内注射的治疗方法：① 膝关节腔内注射玻璃酸钠（或叫透明质酸钠、玻尿酸）；② 膝关节腔内注射富血小板血浆（PRP）。

很早就有日本学者进行了一项以422例膝关节骨关节炎患者为对象的临床研究，结果显示：玻璃酸钠针注射膝关节腔对于关节运动、安静时疼痛及日常生活功能障碍的改善率为66.1%（279/422），这些患者较治疗前的生活质量有大幅提升。随后国内外有大量的研究支持这一研究结果。

将玻璃酸钠注射入关节腔，可覆盖和保护关节内的组织，具有润滑功能。通过渗入变性的软骨，改善变性后期的软骨代谢，让已退变的软骨焕发新生；此外玻璃酸钠还可以通过抑制滑膜的疼痛介质而达到缓解疼痛的效果。

关节腔内注射操作简单易行，患者采取坐位，露出需要注射的膝关节即可，对于医生来说，需要严格遵守无菌原则，严格消毒膝部皮肤，然后用无菌敷料覆盖，24小时内避

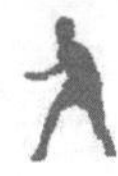

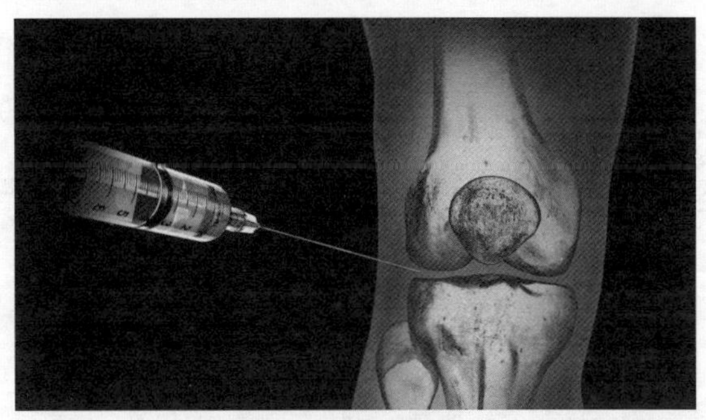

膝关节腔内注射玻璃酸钠

免伤口接触水或其他污染源。

当然，玻璃酸钠也不是万能的，只能延缓骨关节炎的发展进程，并不能完全治愈骨关节炎。而且它也有缺点，就是效力只能维持一段时间，需要再次注射，而且尽管注射创伤很小，但仍然有一定的感染风险，根据笔者的经验，感染率在0.2%左右，有糖尿病或身体体质较差、容易感染的患者应特别注意。

也有很多有骨关节炎的病友，多方求医，注射了几针玻璃酸钠后没有效果，那么是不是就只剩下关节置换一条路了呢？值得欣慰的是，治疗骨关节炎新武器——富血小板血浆技术的出现，让治疗骨关节炎有了一个新的选择。

富血小板血浆是自体血小板的浓集提取物。血小板由骨髓造血细胞生成，存在于人体的血液当中，自体静脉血液经离心分离、提取后血小板数目比全血中数目高至少3倍以上，具有促进细胞生长和骨关节炎修复的作用，广泛应用于骨科、运动医学等多个学科。富血小板血浆中含高浓度血小板，血小板中含有大量的生长因子，能精确自我定位损伤部位，控制骨关节炎症，加速损伤组织的修复，在人体自我愈合及修复过程中有重要的作用，被称为人体的“再生药”。

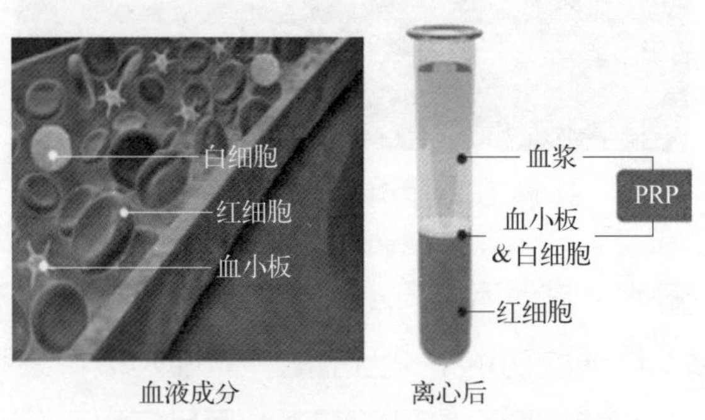

富血小板血浆血液成分及离心后结构

富血小板血浆技术通过一种离心装置把血液中的富含血小板的血浆收集，然后把富含大量生长因子的血小板注射回患者体内，对组织中细胞和基质的再生起到促进作用，从而加速组织的修复。患者只需抽取自身的外周静脉血液20毫升，通过离心装置把血液中富含血小板的血浆收集起来，离心提取至4毫升后注射到膝关节炎患者膝关节腔内，血小板内的生长因子就会促进组织的修复，整个操作时间较短。

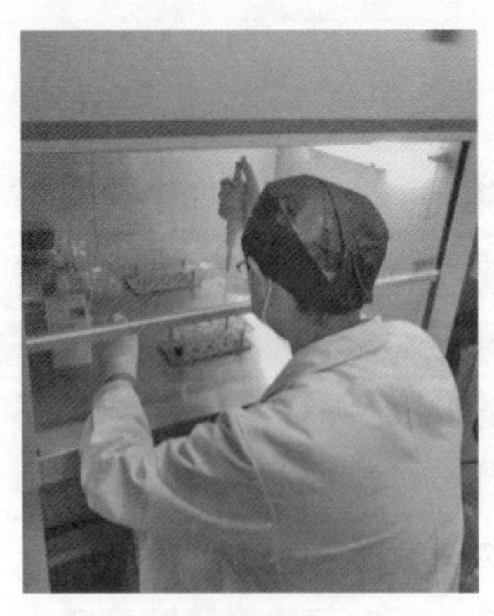

提取血浆

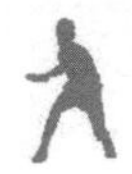

这项新技术近10年来在欧美被广泛应用，在运动员运动受伤时亦可使用，大家所熟知的美国篮球运动员科比、库里等就曾接受过这项技术的治疗，是一项十分成熟的技术。

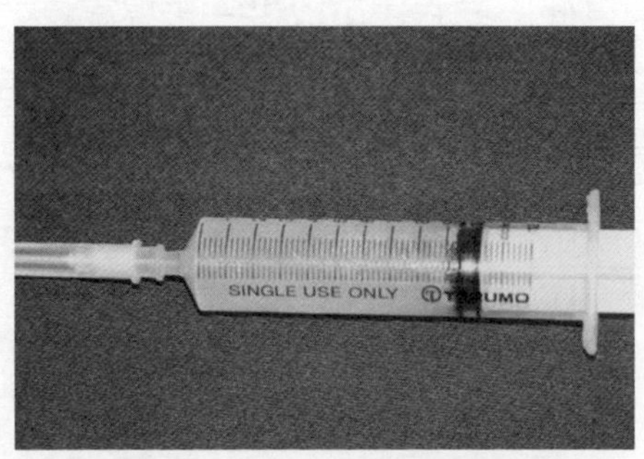

最终提取物：富血小板血浆

对于骨关节炎患者来说，富血小板血浆的加入可以说是一个福音，不仅提高骨关节炎的治疗有效率，而且还为很多不愿意选择手术治疗骨关节炎的人增加了一项新的选择。

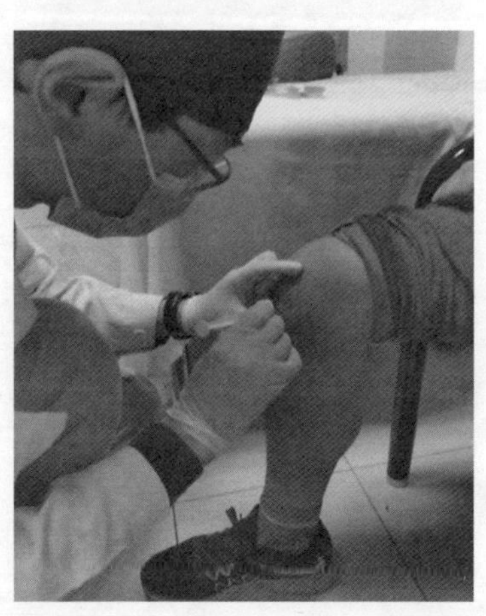

膝关节腔内注射：富血小板血浆

富血小板血浆治疗具有以下的特点：治疗效果明显、安全、作用持久；对患者的损伤小且制作简单，能有效降低医疗成本；治疗范围广，可配合玻璃酸钠一起使用。

骨关节炎患者在接受治疗时需要注意以下事项：每个部

位需抽取静脉血液；初次治疗会有轻微疼痛，后期疼痛会较前好转；一个疗程需要3～5次注射治疗，间隔时间1～3周（具体依据疾病的恢复情况而定）；治疗后可以恢复正常活动，无须特别处理，基本不影响生活或工作；定期复诊，并配合个体化的其他治疗方法可以进一步提高疗效。

最后，值得欣慰的是，迄今为止，无论是国内外学者的临床报道还是笔者自身的临床应用经验，尚未发现富血小板血浆治疗出现严重的副作用或不良反应。

•膝关节骨关节炎患者的常见误区•

临床上很多膝关节骨关节炎患者有不少认识上的误区，而且这种认识的误区十分普遍，笔者经常在门诊一遍又一遍地给患者解释，在此笔者对患者的常见误区做了一些归纳，并进行解析。

误区一：骨关节炎需要使用抗生素

有些患者听医生说自己得了骨关节炎，便认为，既然是关节发生了炎症，当然要用消炎药——抗生素，最好能“挂些盐水”，如此骨关节炎才会好得更快。

解析：现在很多人一听到“炎症”“发炎”等字眼，想当然地认为都是由细菌感染造成的。其实，医学里所说的炎症包括感染所致的感染性炎症（包括细菌、病毒及其他病原体）和非感染性炎症。感染性关节炎除了关节疼痛、肿胀之外，往往合并有全身发热、关节周围发红、发热等症状，血常规等血液指标也会有所变化。而骨关节炎属于退变性、老年性骨关节炎，和感染无关，盲目使用抗生素不但没有效果，长期用药还会引起细菌耐药、真菌感染等。

误区二：有药物可以软化骨刺

在骨科门诊，笔者经常会碰到要求开“软化骨刺”药物的患者。他们往往一听到自己长了骨刺就很紧张，认为骨头里长的刺会戳到肉里的神经，引起疼痛。这些患者就千方百计寻求“软化骨刺”的药物，有用醋敷的，也有用大桶泡的。可在一段时间后，症状并未改善，X线片也提示骨刺并未消失。

解析：俗称的“骨刺”并非指骨头里长了刺，而是指在关节软骨破坏区周围出现的骨质增生，是已经形成的正常骨质。因此，依靠所谓的“软化骨刺”药物是不能消除的。

那么，应该怎样处理骨刺呢？一般而言，不影响关节活动的骨刺不需要处理。但是，少数骨质增生严重、有游离体影响到关节活动的患者，可以进行关节镜下清理术，症状严重影响到日常生活，X线片显示关节间隙明显狭窄，且采用保守治疗后仍无效时，则需要进行人工关节置换术。

误区三：软骨保护药效果不好，还要长期吃，不想吃

有的患者到门诊看骨关节炎，医生开了软骨保护药，建议其服用12周。患者一听，连连摇头，觉得这药怎么需要服用那么长时间。还有些患者服用软骨保护药1周后，症状没有明显改善，便要求医生换其他起效快的药。

解析：骨关节炎是关节软骨蛋白多糖生物合成异常而呈现退行性变的结果。软骨保护药可以改善软骨的形态，恢复关节的正常生化环境。然而，众多患者没有认识到这类药物

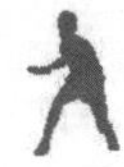

的作用，有的用药时间尚短，就认为作用不大，自行停药。为此，笔者建议：骨关节炎患者应该尽早开始并规范服用软骨保护药。现在临床使用最广的软骨保护药是氨基葡萄糖类药。该类药虽然不一定能在短期内改善症状，但长期服用可改善关节活动，缓解疼痛，且不良反应小。一般情况下，连续服用6～12周为1个疗程，1年1～2个疗程。

误区四：镇痛药服用越多效果越好

有的患者在刚出现关节痛时，吃一片镇痛药，很快好转。可这样过了一段时间后，疼痛时再吃镇痛药，几个小时后就不行了。于是，其只好增加剂量或次数。医生一看，该患者服用的镇痛药的剂量是正常量的2倍多。

解析：药物在体内都有一定的代谢规律，这与药物作用的时间有关系，有的药很快就会被代谢出人体，有的药则可在人体内维持很少时间。镇痛药到达体内后，其镇痛效果并非与用量成正比，当达到一定剂量水平时，增加用药剂量并不增强镇痛效果，反而会因为用量过大或用药时间过长使药物在体内蓄积引起严重的不良反应，如恶心、呕吐、头痛、头晕、视力障碍、心悸、血压升高等。因此，当一种镇痛药效果不佳时，不要盲目多次服用，而应咨询医生意见，遵医嘱换药或者合用其他药物。

误区五：多种镇痛药可以同时使用

有的患者先后跑了好几家医院，每家医院的医生都开了许多药，为求关节炎尽快好转，便同时服用了不同医生开的药。然而，几天后，虽然症状有所好转，但胃却开始不舒服了。

解析：不少患者为求尽快好转，同时服用不同医生开的镇痛药，这种做法是非常危险的。因为不同医生开的镇痛药，有可能只是商品名不同，而成分却完全相同。即使是成分不同的镇痛药，作用机制也可能是相同的，同时服用，就有药物过量的危险，可明显增加药物引起的肝肾毒性，同时，还大大增加了胃黏膜损伤的机会，严重者可造成胃出血。因此如果需要合用药物，一定要咨询医生，选择不同作用机制的药物，这样可以增加药物的疗效，尽可能减少药物的不良反应。此外，就诊时应告知医生目前正在服用的其他药物，以帮助医生了解信息，合理用药。

误区六：得了骨关节炎要多锻炼

不少患者认为关节疼痛是因为缺乏锻炼引起的，所以即使忍痛也要锻炼，有一些患者选择跑步、走楼梯等锻炼方式，结果越锻炼症状越重。

解析：骨关节炎患者要特别注意避免关节的机械性损伤，尽量减少骨关节的负重和磨损，如膝关节骨关节炎患者平日要尽量避免上、下楼梯，长时间下蹲、站立、跪位和爬山及远途跋涉等较剧烈的对骨关节有损伤的运动，尤其在骨关节肿胀时更应避免。笔者曾接诊过多位剧烈运动后病情加重的患者，如有的老年人要参加迪斯科舞蹈比赛，练习时间较长，结果出现膝关节肿胀、疼痛、不能行走。北方农民常以蹲姿干农活，膝关节骨关节炎很常见。合理的锻炼不仅有利于身体健康，而且可以缓解关节疼痛症状，达到治疗骨关节炎的目的，患者可以选择游泳、骑车、做体操等关节负重较轻的运动，也可利用把手、手杖、护膝、步行器、楔形鞋垫或其他辅助设施来辅助关节运动。需要再次提醒大家，在骨关节炎急性发作期，疼痛比较剧烈，此时应多休息，不宜锻炼。

误区七：骨关节炎是不治之症，晚期会造成瘫痪

不少患者认为骨关节炎是不治之症，晚期会造成瘫痪。因此这些患者很担心，甚至引起焦虑。

解析：其实骨关节炎进行性恶化，造成行动不便的患者还是占少数，大多数患者只要治疗得当，一般不会发展到那么严重的程度。所以我们既不能漠不关心，也不要过于担心，要以正确的态度对待疾病。

• 膝关节骨关节炎的微创关节镜治疗 •

前文就膝关节骨关节炎的治疗原则做了比较全面的介绍，如早期骨关节炎，以保守治疗为主，应按医嘱定期按时服药、进行股四头肌功能训练和使用支具、助行用具等。晚期骨关节炎，已产生明显的畸形，关节间隙明显狭窄或消失，症状持续不减，那么应采取关节置换手术的治疗方法。然而临床上最多见的是中期骨关节炎，具体表现为关节时有肿胀，经常出现疼痛，关节可出现交锁或卡住的症状，一定程度上影响生活质量，此时关节镜下的关节成形+清理术治疗是一种很好的选择。曾经一度有人对关节镜手术治疗骨关节炎提出质疑，但目前国内外多数医生认为只要掌握好适应证，有正确的关节镜下操作规范，关节镜治疗骨关节炎还是有效的。

一、什么是关节镜手术

关节镜手术是通过皮肤上的微小切口，将带有照明装置的内窥镜系统及各种操作器械插入关节腔内，可在与镜头相

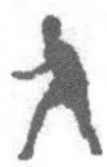

连的显示器上将关节内结构放大，从而进行病变的观察诊断及相应操作处理的微创手术。

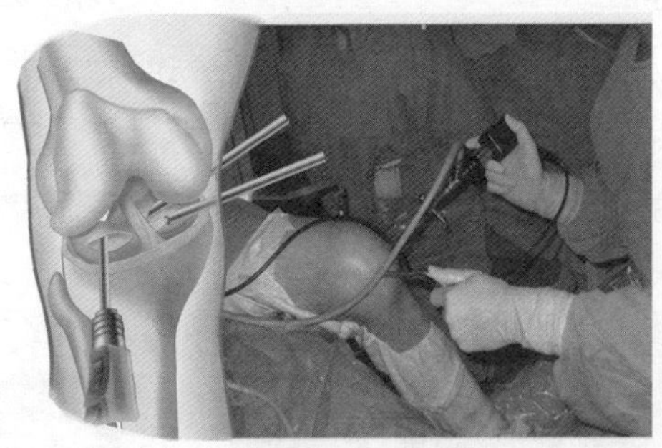

关节镜手术示意图

二、关节镜手术的作用

❶ 全面的诊断作用

俗话说“耳听为虚，眼见为实”，无论是X线片、CT，还是MRI，只能间接地反映膝关节退变情况，而通过关节镜，可以进行几乎360°无死角的全面观察，借助镜头在直视下对膝关节内部的情况及病变程度做出诊断。包括关节面软骨磨损的程度、骨赘增生的部位及程度、有无游离体、半月板及韧带的损伤情况、关节液及滑膜的变化、关节间隙狭窄程度等。从而决定后续治疗的方法及判断预后。

❷ 针对各种情况进行治疗

（1）取出关节内的游离体：许多膝关节骨关节炎患者关节

内会出现游离体，俗称“关节鼠”，一般有一个或数个，大小不一，可来源于磨损的软骨、骨软骨或滑膜。如其游离至关节面之间，就会产生交锁，引起疼痛及关节活动受限，有时可于外表扪及深部的可移动硬块。游离体一旦形成无法通过药物等保守手段去除，其在关节内会引起软骨的磨损及诱发炎性反应。关节镜取出游离体是目前最微创最有效的方法。

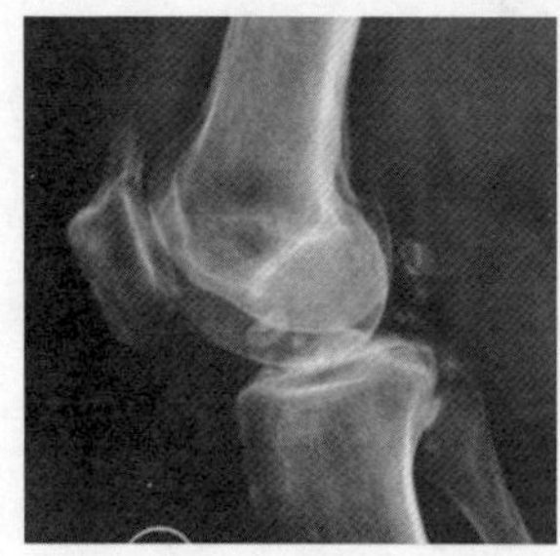
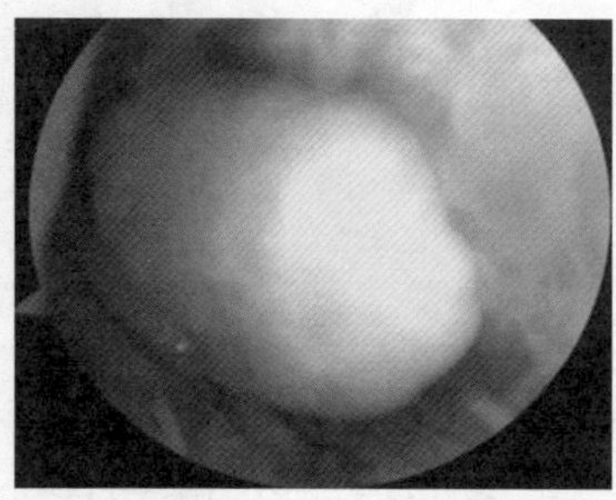

关节镜取出游离体

（2）骨赘的清除：骨赘是对关节退变不稳、反复磨损的一种代偿反应，又称“骨刺”“骨质增生”。将所有的骨赘切除没有必要且会加重手术创伤，但对特定部位的骨赘通过关节镜手术切除则有良好效果。在膝关节腔前部分，胫骨髁间棘或前交叉韧带止点及股骨髁间窝的增生骨赘在膝关节伸直时会发生撞击和卡压，产生疼痛影响膝关节伸直，前交叉韧带受髁间窝骨赘的嵌压和磨损也会退变、失功能甚至断裂。关节镜下可行局部骨赘清除及髁间窝成形，并可在关节镜下观察膝关节屈伸活动情况。对于其余部位引起疼痛和软骨磨损的骨赘也可一并去除。

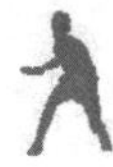

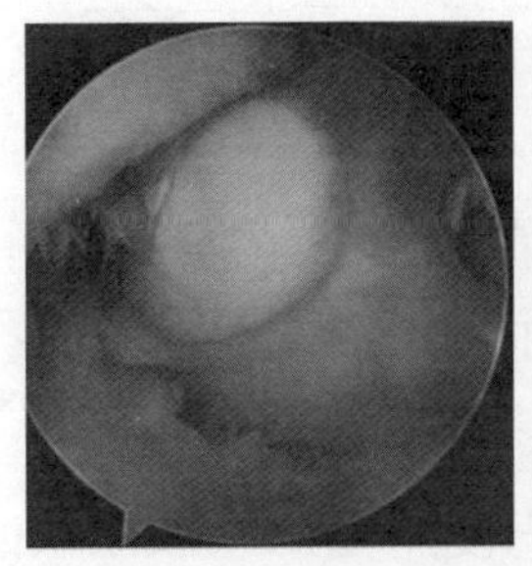
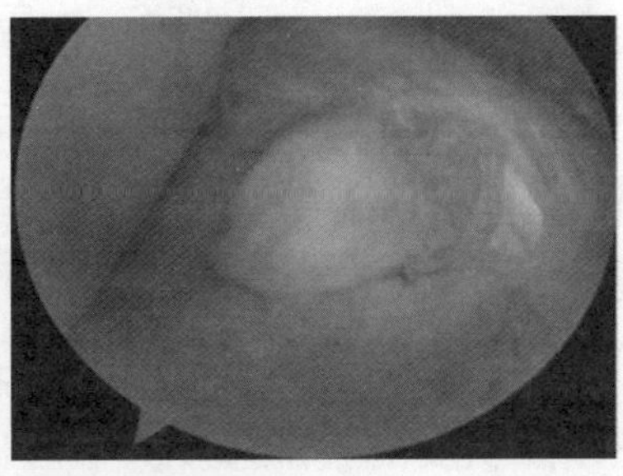

关节镜下清除骨赘

（3）磨损半月板的修整成形：半月板位于膝关节胫骨和股骨关节面之间，分内外侧两块，有着填充、缓冲、传导分散应力、稳定关节等诸多作用。膝关节骨关节炎患者由于长时间的反复磨损和挤压，半月板均存在着不同程度的损伤甚至撕裂。Ⅲ度损伤的半月板会引起关节内机械性异常如卡压、弹响、打软腿等以及疼痛不适。关节镜下能对损伤的半月板进行修整成形，有条件的可行缝合以尽量保留半月板。

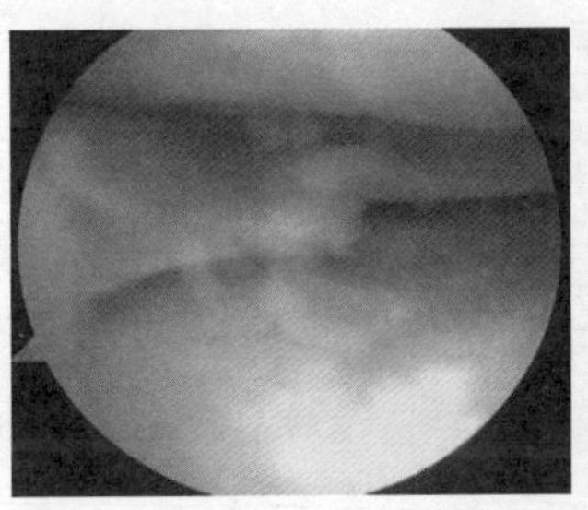
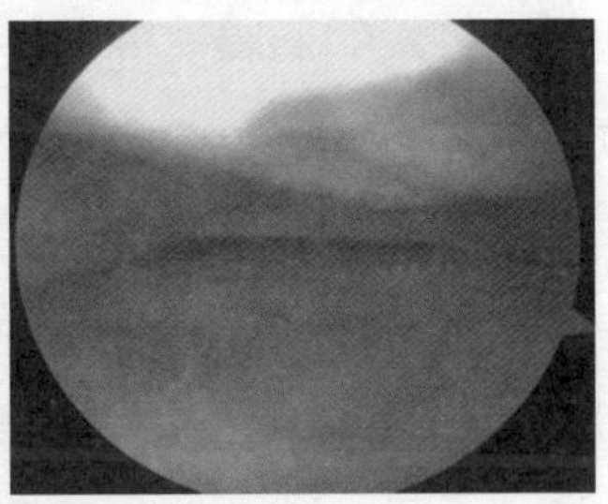

关节镜下修整磨损的半月板

（4）磨损退变软骨的处理：关节软骨退变以髌骨、股骨髁及滑车和胫骨平台负重区为甚，表现为皱纹状膨胀隆起、软骨龟裂、斑片状剥脱、软骨下骨裸露等不适程度。对于小范围的全层软骨损伤，可应用微骨折技术，即在关节镜下用骨锥在软骨下骨上穿凿多个空洞，以期形成纤维软骨的覆盖。对于广泛的软骨退变，目前尚无挽救良策，仅将不稳定的游离缘清理平整即可，不适合大范围的刮除和清理，否则临床症状反而会加重。关节腔内使用富血小板血浆或干细胞对软骨可能有一定的修复作用，但仍需进一步研究和观察。

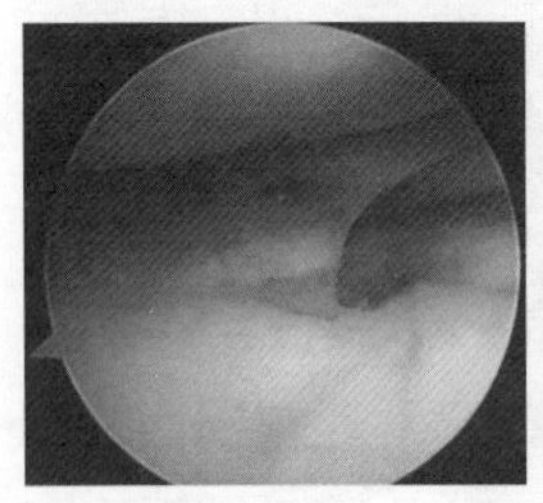
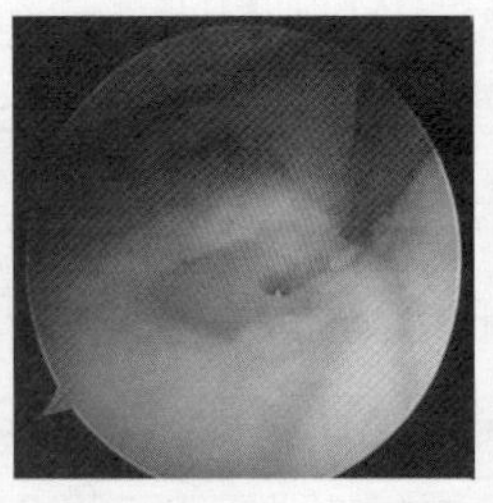
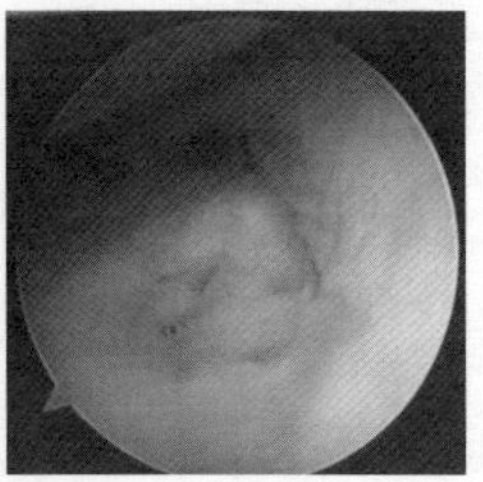

关节镜下处理磨损退变的软骨

（5）异常的滑膜清理及关节腔灌洗：骨关节炎不仅是关节软骨的疾病，还是一种累及骨、滑膜及关节周围支持结构的疾病。软骨和骨的破坏在关节中增加了碎片的数量，其被滑膜中的吞噬细胞清除，导致滑膜增生和肥大。关节软骨退变以及滑膜增生、慢性炎症是引起关节疼痛和功能障碍的主要原因。大量临床实践说明滑膜切除术具有消肿、止痛及改善关节功能的作用。关节镜下膝关节滑膜清理具有创伤小、清理彻底、术后恢复快等优点，使得以前的切开清理成为历史。术中大量并保持一定压力的关节腔灌洗液，不但清除了

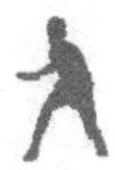

软骨、坏死组织碎屑、炎性介质，同时，调整了关节液的渗透压、酸碱度和补充了电解质，改善了关节的内环境，使滑膜炎症迅速消退，正常的滑液得以恢复。

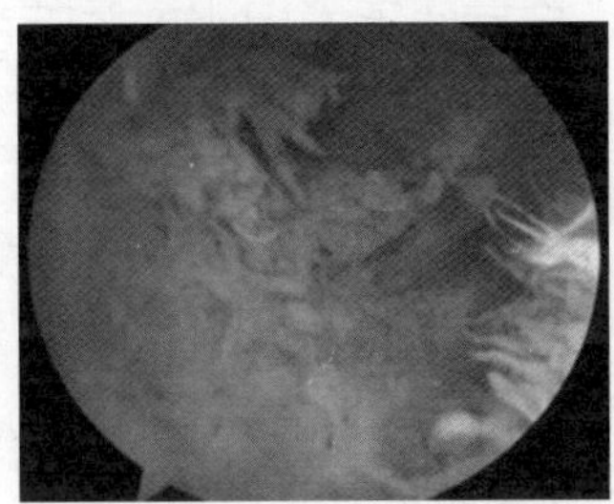

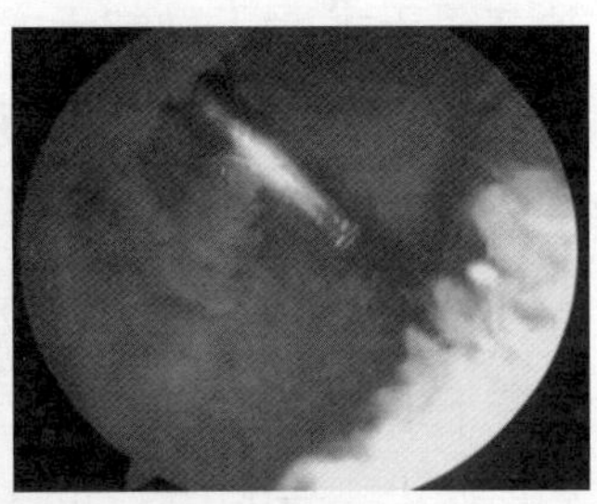

关节镜下切除异常的滑膜

（6）髌外侧支持带松解及髌股关节减压：膝关节骨关节炎患者中有较大一部分存在髌股关节炎，即髌骨和股骨滑车关节面的退变。表现为膝前髌周疼痛，尤以下蹲站起及上下楼梯时明显。关节镜下可看见髌股关节面的软骨磨损，可有关节间隙狭窄，尤以外侧明显，还有髌骨向外偏移或倾斜。有研究认为髌外侧支持带紧张会限制髌骨的正常运动轨迹，增加髌股关节压力，导致软骨磨损。关节镜下可行髌外侧支持带松解，能缓解髌外侧压力增高引起的疼痛和缓解软骨磨损。

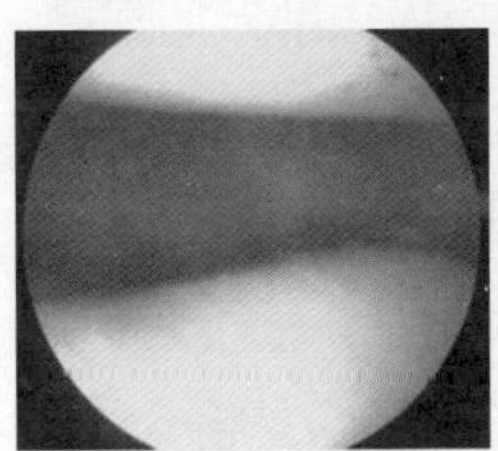

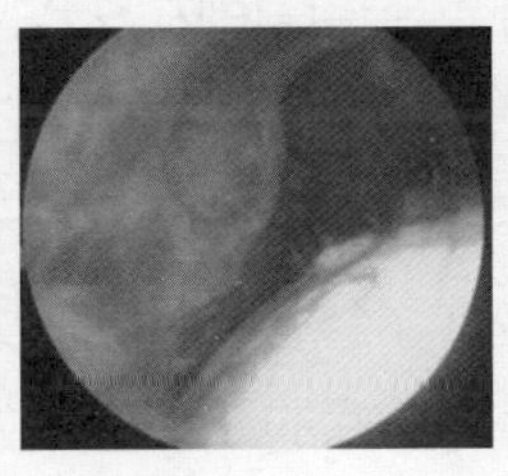

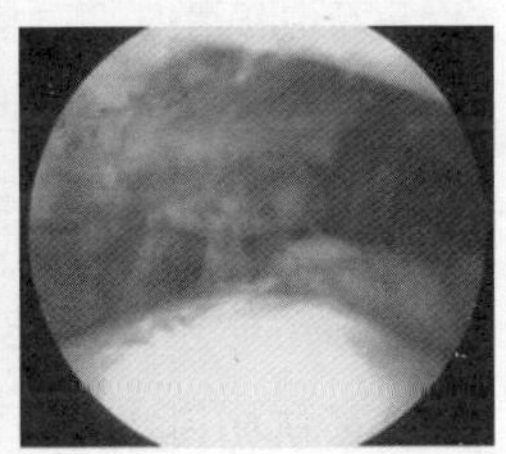

髌外侧支持带松解及髌股关节减压

三、关节镜手术治疗膝关节骨关节炎的优势

关节镜手术属于微创手术，与其他手术相比，关节镜手术创伤较小，并发症的发生概率很低，手术风险也很小（基本限于麻醉方面）。关节镜手术的术后恢复也相对关节置换等手术要快得多，术后疼痛较轻且康复锻炼容易进行，麻醉过后即能下地和上厕所，一般2～4周后就能恢复术前的活动状态，当然进一步的功能恢复可能仍需要较长时间。

关节镜下膝关节清理术通过冲洗、刨削、磨锉等操作可以清除膝关节腔内的炎性介质和病损部分，恢复部分的关节面平整，去除引起机械性交锁的游离体和骨赘，同时还能改善膝关节的内环境，加速滑膜炎症的消退。关节镜下膝关节清理术属于保膝手术，并不破坏关节内的基本结构，且对膝关节骨关节炎有肯定的疗效。

通俗而言，膝关节犹如一间房间，关节的退变就像房间的老化，随着居住时间越久，房间内会出现灰尘堆积、墙面剥脱、结构老化等问题。关节镜下膝关节清理术就像进行一次较为彻底的“大扫除”，将房间内多出的垃圾大部分清除掉，并可以同时进行一些“小修小补”。如果之后再出现类似情况，在条件允许的情况下还能再次进行“大扫除”。但如果房间的基本结构破坏了，变成了“危房”，那“大扫除”就不起作用了，这就可能需要较为彻底的“翻修”，如本书后文将介绍的关节置换术。

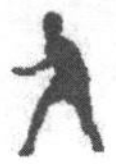

四、关节镜手术治疗膝关节骨关节炎的局限性

膝关节骨关节炎是一种老年性、退行性改变，任何一种方法均无法阻止老化。因此关节镜下清理术只是相对而言，其不可能逆转已形成的关节退变。目前术后的优良率为60%～80%。导致术后疗效欠佳的因素包括高龄、关节软骨退变严重、存在膝内外翻畸形的力线异常等，且手术创伤越大疗效反而越差。因此，笔者提倡关节镜下进行选择性、有限化的微创清理术，不宜过度干预。

总之，关节镜手术适宜于活动多、症状轻到中等、保守治疗无效但未达关节置换或不愿行关节置换的膝关节骨关节炎患者，年龄不是选择关节镜下清理术的唯一标准。症状持续时间较短以及以机械症状为主的患者术后效果较好。“理想”的患者：接近正常的股骨–胫骨排列；骨赘形成确实对功能有影响；有游离体反复卡压；退行性半月板撕裂导致机械症状。

•膝关节骨关节炎的人工关节置换术治疗•

人工膝关节置换术是20世纪最伟大的医学发明之一，第一例现代意义上的膝关节置换术完成于1968年，随着外科技术和生物材料的不断改进，手术效果越来越好，人工膝关节置换是非常可靠、非常成熟的治疗方法，根据最近的大样本量统计，术后二十年的成功使用率达94%以上。

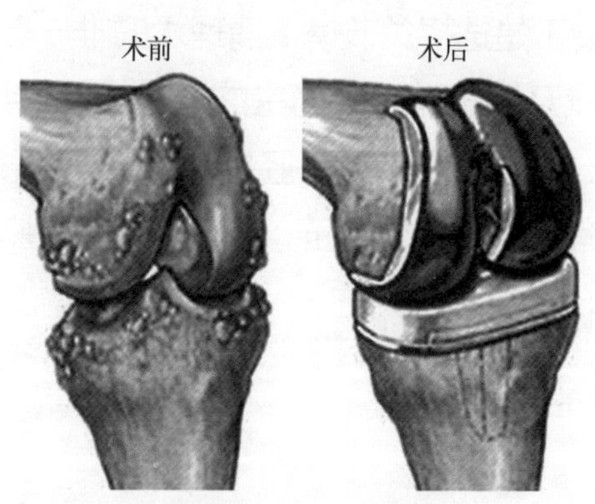

人工膝关节术前术后对比

有很多患者以为关节置换就像换假肢，还有些患者以为人工关节置换就像给汽车换轴承一样，将有病的关节切除，再换上人工制造的金属关节。这些认识都是对于关节置

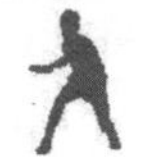

换术的误解。其实它只是将已磨损破坏的关节面切除，然后给修整后的关节面“镶上”由高级生物材料制作的人工关节面。这就像给坏牙安装一副“牙套”一样。目前它已用丁治疗肩、肘、腕、指、髋、膝及踝等关节的疾患，但以人工髋关节与膝关节置换最为普遍。几十年来，人工关节假体的材料设计和安装技术更加完美，现代的麻醉技术、无菌技术及手术操作技术和现代化的手术器械为手术的成功提供了全面的保障，大大提高了人工关节置换术的治疗效果。现在人工关节置换术已经成为国际公认的处理严重关节疾病最有效和最可靠的方法。在全球范围内，每年有超过百万的患者接受此类手术，成功率高达90%以上。美国在过去的20年中，髋关节置换人群中占有比率上升15%，膝关节置换上升接近50%。

单髁置换是人工膝关节置换的一个特殊类型，是一种置换范围局限在单髁的置换。

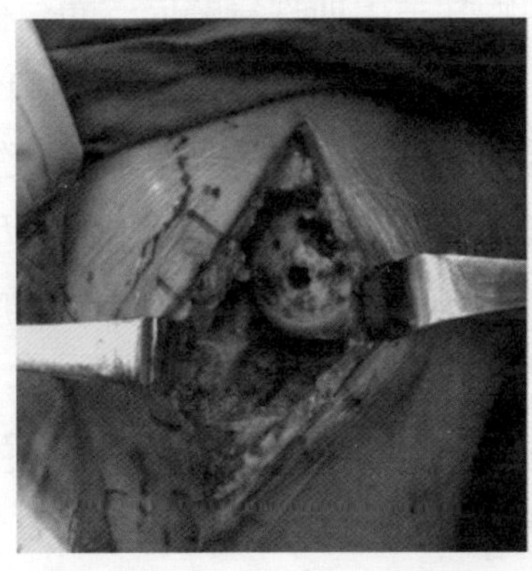

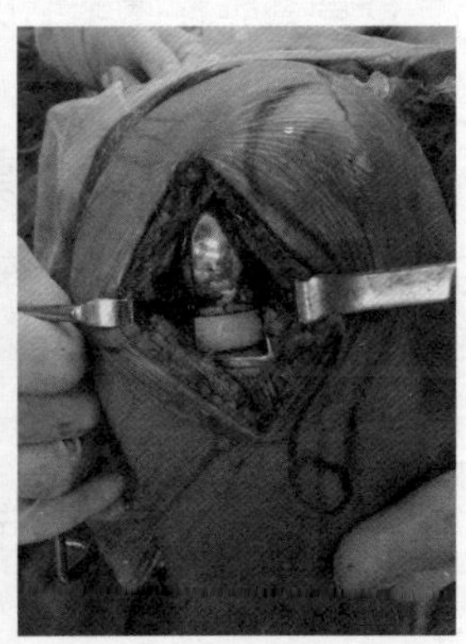

单髁置换手术图

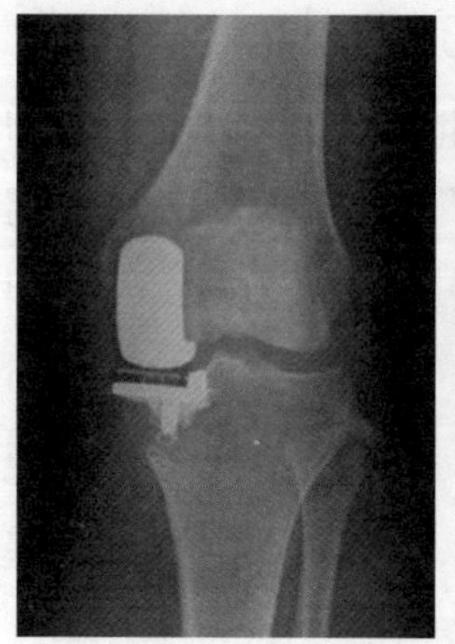
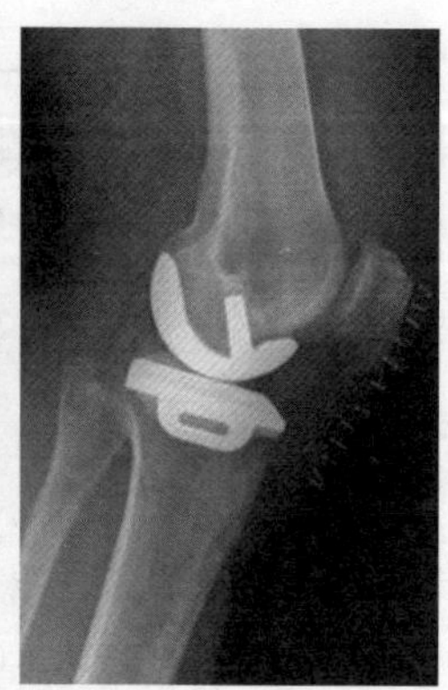

单髁置换术后X线片

那么为什么叫单髁呢？根据膝关节的解剖形态，通常我们把膝关节分成内外两个间室，内侧间室由股骨内髁和内侧胫骨平台构成，而外侧间室由股骨外髁和外侧胫骨平台组成（详见本书第一章膝骨关节炎概述）。一般股骨内髁比外髁体积和关节面面积都要大一些，相应地股骨内髁承受的压力也会大一些。所以随着人体正常的老化，另外多年的行走和运动，常常会先在膝关节内侧间室出现软骨磨损。而有很多人先天发育就是膝内翻（“O”形腿），造成膝关节内侧间室压力进一步加大，则更容易导致膝关节内侧间室早期发生严重的软骨磨损，甚至出现软骨下骨质外露，最后造成典型的膝关节内侧间室骨关节炎，表现为膝关节内侧的关节疼痛肿胀，严重者行走困难。

膝关节内侧间室骨关节炎因为只是膝关节内侧间室的软骨磨损，外侧间室往往依然完好，所以对于这部分病人，只需要治疗内侧间室的老化磨损，而不需要处理外侧间室，这

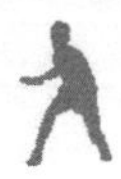

就是单髁置换的手术。这种关节置换手术与全膝关节置换相比，保留了膝关节外侧间室、髌骨、交叉韧带等结构，所以患者手术后膝关节的运动功能与正常膝关节几乎一样，没有全膝置换造成的各种不适应。另外由于手术创伤小，伤口只有全膝置换术的一半，因此患者手术后恢复快，而且费用也低一些。

如果少数患者仅仅为膝关节外侧髁磨损，也可以做外侧单髁置换术。

采用当今高科技理念和材料制作的人工关节，只要安装合理，使用得当，理论上应该有超过20～30年的使用寿命。但人工关节就像我们穿的鞋子一样，要注意保护性使用，越注意保护，越能长时间为我们使用。十几年前置换的人工关节，现在仍有90%以上的患者还在继续使用。

有些膝关节疾病患者因对手术的顾虑而放弃最适合的治疗，不愿接受人工膝关节置换术。事实上，人工膝关节置换术属于成熟手术，迄今为止全球已进行数百万例，手术风险低，成功率高。如果需要接受置换术，而不愿做，可能错失恢复正常生活起居的最佳时机。不但造成往后的手术难度增加，而且患者的生活质量将会明显下降。患者需结合自身情况，咨询有经验的医生，在医生的指导下，选择合适时机，做出正确的选择。当然也不是所有的骨关节炎患者都需要做人工关节置换术，实际上其中只有少部分患者需要做。

膝关节骨关节炎患者尚需符合以下标准才适宜进行人工

关节置换术。

（1）关节面骨和软骨严重破坏的影像学改变。

（2）有中度到重度持续性疼痛。

（3）经过至少半年的保守治疗，功能和疼痛无法改善。保守治疗至少应包括：非甾体抗炎药物及其他类型的止疼药物、理疗、助行装置（手杖、拐杖等）以及有意识的减少关节负荷的生活、工作习惯的改变。

（4）患者能够积极配合医生治疗，有良好的依从性。

年龄已非人工关节置换的决定性因素。最初，受限于早期（十九世纪七、八十年代）的人工关节假体设计及材料磨损性能的限制，以及手术技术尚不成熟，一度认为人工关节置换只适用于65岁以上人群。但随着更多的新型耐磨材料在人工关节中广泛应用，手术技术特别是翻修技术的大幅度提高，而人们对生活质量的要求也不断提高，越来越多的高龄人群和年轻人因为严重的关节病损接受人工关节置换术，而取得良好的长期效果。因此可以只要是成年人（不再生长发育）就可以接受人工关节置换。

人工关节虽然已经很普及，在中国绝大多数医院都可以开展，并不属于技术含量很高的手术，但它对于很多方面都还是有严格的要求，满足了这些要求，人工关节就可以长期使用。这些要求包括：医院手术室的硬件、医生是否在膝关节置换上有足够经验、所用的膝关节假体的质量，以及患者自身对于术前术后和医生配合的程度等多方面。

患者自身对于手术的配合也是一个非常重要的方面。由于置换关节是为了恢复正常活动功能，所以对于术后医生的康复建议，要积极地配合，否则术后效果可能会受到一定影响。

·膝关节人工关节置换术患者常见问答·

膝关节人工关节置换术是晚期骨关节炎的终极治疗。随着人口老龄化和人们对生活质量要求的提高，面临人工膝关节置换的病例总数正加速增长，由于对手术的恐惧和对治疗结果的担心，这些患者在面对手术时会有许许多多的疑问。本文汇总笔者临床工作中患者常提出的问题，在此做一简要的回答，希望能给这部分患者对手术方案的选择、手术期治疗的配合及术后的康复锻炼提供帮助，以获得更好的治疗效果。

【人工膝关节置换术是怎样一种手术?】

人工膝关节置换术是利用特殊人工生物材料套在关节骨的表面，代替原有已破坏的关节软骨和骨，充当关节活动过程中的摩擦界面，从而消除疼痛、矫正关节畸形、恢复正常关节活动的一种手术。

【人工膝关节置换术的过程是怎样的?】

入院后1～2天医生会给你做全面的体检，处理可能有的内科疾病。手术采用全身或半身麻醉历时2小时左右，术毕持续镇痛3天，在此期间疼痛感是可控的。术后3～4天（因人而异）即可用助行器下地行走。术后1～2周拆线回家康复，再经2～3个月的康复锻炼即可恢复正常生活。

【双膝病变是同时置换还是分期置换?】

各有利弊。前者住院时间短，医疗费用低，经受一次麻醉打击，但手术时间长，手术失血多，手术并发症可能会增加。而后者正好相反。医生会根据你的具体情况与你沟通共同决策。目前多建议双膝分期置换。

【人工膝关节置换术效果怎样?】

人工膝关节置换术是一项非常成熟的手术技术，历经60余年的不断进步。最近的大样本量统计，术后30年的成功率达90%以上。

【伤口绷带需包扎多长时间?】

绷带大约需包扎1周。

【何时拆除缝线或缝合钉?】

缝线或缝合钉约在术后14天拆除。目前，大部分患者使用的缝线是可吸收的，则不需拆线。

【人工膝关节置换术后需服用多长时间止痛药呢?】

通常需服用2～3个月的止痛药。开始时可服用一些作用强的止痛药，1个月后就可以改服一些非处方止痛药，例如，对乙酰氨基酚或布洛芬等，事实上只有少部分患者在拆线以后还需要服用止痛药。

【人工膝关节置换术后需服多长时间抗凝药？】

有多种方法包括使用片剂和注射液来抗凝，预防血液黏稠和血栓。住院期间多数患者要接受常规抗凝治疗，出院后手术医生将根据患者的病史和出院前的检查结果，选择适合的治疗方案。

【人工膝关节置换术后用冰袋还是热敷？】

最初14天内可用冰袋，以减轻关节的肿胀并止痛，数周后可根据膝关节局部温度来决定是用冰敷还是热敷。通常情况下术后6个月内，膝关节温度都会升高，患者可以根据自身感觉来决定。如果膝关节局部没有怕冷或怕热的感觉，则不必热敷或冷敷。

【康复时间有多长？】

每个患者康复时间都不同，但对大多数患者，术后2周内可能需扶拐或使用助行器，接下来的几周，可以借用手杖或不用任何帮助在房间里走动，术后2～3个月就能逐渐恢复到与正常人一样的功能状态。有部分患者甚至可以参加各种不太剧烈的体育活动和长途旅行等。

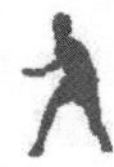

【出院后该去康复机构还是回家呢？】

该问题因人而异。大部分患者术后就能回家康复，但是为获得一些康复技巧，以确保回家后更为安全，也可以出院后先到康复机构，这取决于很多因素，包括是否有家人和朋友对你日常生活的照顾、家庭环境和安全因素、理疗师对术后功能状态的评估及医疗组对患者的总体评估。上海市目前已有上门康复服务。

【康复期间饮食有何要求？】

一般来说饮食没有特殊要求，保持正常合理的膳食结构即可。如果服用华法林（双香豆素）来抗凝，则不应饮酒；使用麻醉止痛药时也应戒酒。另外因手术中及术后引流的出血，可能有一定程度的贫血，通常术后需用铁剂（补血），饮食上则多吃含铁的食物，如猪肝、小米、鸡蛋、大豆、菠菜等。

【康复期间膝关节摆放在什么位置？】

应每天做膝关节的屈伸运动，最好每15～30分钟改变一下姿势。切记勿长时间在膝关节下垫枕头（膝关节屈曲位），应在踝关节下方垫一个抱枕，使膝关节悬空，以改善膝关节的伸直，防止挛缩。

【何时需复诊？】

一般术后6周第一次复诊，12周第二次复诊，此后建议每年随访一次，其间若局部出现红、肿、热、痛、关节活动异响或感到膝部不稳等应随时来诊。门诊随访非常必要。可以观察假体的固定情况，以及塑料垫片可能的磨损情况。很多患者并未有不适，在随访一段时间后便自行停止，这可能会错过发现早期问题的最佳时机。

【人工膝关节置换术后何时可以洗澡?】

理论上术后48小时就可以洗澡了。国外有研究显示，人工膝关节置换术后48小时洗澡并不会增加手术部位感染的风险。为求稳妥，医生一般建议术后1周方可洗澡，同时建议使用抗菌沐浴露。

【人工膝关节置换术后可以做哪些活动?】

只要能够承受，可以恢复大部分活动，包括散步、打拳和活动量较轻的球类活动。最好的活动是游泳、骑固定自行车，这既有助于活动关节，又锻炼肌力，应该避免关节受到高冲击力的运动，如快跑、跳跃及大运动量的球类活动。

【能上下楼梯吗?】

可以。刚开始上下楼时，上楼时先迈健侧肢体，而下楼时先迈患侧肢体。当腿部肌肉有力并且活动改善后，可以用更接近正常的方式上下楼，这通常需1～2个月。

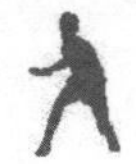

【能做下跪的动作吗?】

一般不建议做下跪的动作。若非做不可，则在术后数月，方可尝试，通常开始时可能会有疼痛感，但并不会损害人工关节，切记不宜久跪。

【弹力袜应穿多久?】

回家后注意踝部是否肿胀，如果出现肿胀，可在白天穿弹力袜，直到踝部肿胀消退到同术前一样。术后几个月内，坐长途车或坐飞机旅行时，也可穿弹力袜。

【通过机场安检会引起报警吗？需要医生证明吗?】

通过安检时，一般不会报警，但仍应事先主动告诉安检人员。此外最好穿方便暴露膝关节的服装，医生的证明对于通过安检也是有用的。

【膝关节置换术后行口腔操作或侵入性检查时有何注意事项?】

膝关节置换术后6周内尽可能不要做口腔清洗或其他非紧急的侵入性操作或检查，身体某部位有感染性病灶时也要及时处理，以免引起置换关节部位的血源性感染，对于一些紧急情况下不得不进行上述检查或操作，一定要预防性使用抗生素，具体如何使用请与你的医生联系。一般在出院时，医生会提供一份说明。

【人工膝关节能用多久？】

这根据患者的情况有所不同，与年龄、体重、活动量大小、是否出现并发症等有关。很多患者可终生使用，但随时间延长，失败病例会逐渐增加。总体而言，人工膝关节置换已是非常成熟的技术。最近的一组数据显示，每100个患者中，30年后还有90个患者在正常使用。

【影响人工关节假体寿命的因素有哪些？如何防范？】

真正因磨损导致的人工关节假体失败只占少数，更多是出现一些并发症，如感染、人工关节假体松动、人工关节假体周围骨折等。防范措施包括：保持合理体重，积极适度的活动，避免对关节造成大的冲击的运动，积极预防和治疗有可能经血循环引起人工关节假体部位感染的病灶，预防骨质疏松，避免摔跤和外伤。